ACONTECEU
COM MINHA FILHA

O valor arrecadado com os direitos autorais da venda
desta edição será doado ao Instituto Felipe Neto,
para apoiar projetos de educação midiática preventiva
em escolas públicas de todo o Brasil.

PAULO ZSA ZSA

ACONTECEU COM MINHA FILHA

Uma história real sobre os abismos sombrios da internet

GERAÇÃO

Aconteceu com minha filha
Copyright © 2025 by Paulo Zsa Zsa
Copyright © 2025 desta edicão by Geração Editorial

1ª edição – Maio 2025

Grafia atualizada segundo o Acordo Ortográfico da Língua Portuguesa
de 1990, que entrou em vigor no Brasil em 2009

Editor e *Publisher*
Luiz Fernando Emediato

Produtor gráfico e editorial
Antonio Emediato

Capa
Victor Lage, com ilustrações de Shiko

Vinhetas
Shiko

Projeto Gráfico e Diagramação
Alan Maia

Preparação de texto
Cassia Janeiro

Revisão
Josias A. de Andrade

Dados Internacionais de Catalogação na Publicação (CIP) de acordo com ISBD

Z92a   Zsa, Paulo Zsa
      Aconteceu com a Minha Filha / Paulo Zsa Zsa.
  -- São Paulo : Geração Editorial, 2025.
     176 p. : 15,6cmx 23cm.

     Inclui índice.
     ISBN: 978-65-5647-152-5

     1. Saúde mental adolescente. 2. Riscos das redes sociais.
     3. Comunidades tóxicas online. 4. Dependência digital.
     5. Relações familiares. 6. Crise adolescente. I. Título.

                        CDD 362.19689
2025-1725   CDU 159.922.7-053.6

Elaborado por Vagner Rodolfo da Silva - CRB-8/9410

Índice para catálogo sistemático:
1. Saúde mental :,Transtornos adolescentes 362.19689
2. Psicologia adolescente : Impacto digital 159.922.7-053.6

Todos os direitos reservados
GERAÇÃO EDITORIAL
Rua João Pereira 81 – Lapa
CEP 05074-070 – São Paulo – SP – Brasil
Telefone: + 55 11 3256-4444
E-mail: geracaoeditorial@geracaoeditorial.com.br
www.geracaoeditorial.com.br

Impresso no Brasil
Printed in Brazil

Para Júlia, Paula (como você faz falta)
e Dona Tereza.

ALERTA DE GATILHO:

este livro possui passagens sensíveis relacionadas
a problemas de saúde mental e suicídio.
Caso esteja em busca de ajuda, ligue para o
CENTRO DE VALORIZAÇÃO DA VIDA (CVV)
pelo telefone 188.

SUMÁRIO

1. Alerta de um pai   11

2. Pai, me interna!   15

3. Sentimento de culpa   27

4. Lulz   35

5. Papaizinho   47

6. Fim da pandemia   57

7. Roblox e Discord   65

8. Primeiros cortes   73

9. Dedos quebrados   83

10. Primeira tentativa   91

11. *Self-harm tracker*   103

12. Fissura   113

13. Revista íntima   123

14. A queda   133

15. Os culpados   143

16. O Blog   153

17. Banho de mar   163

1.

ALERTA DE UM PAI

Não me chamo Paulo Zsa Zsa. É um pseudônimo que criei para preservar a minha filha. Ela não se chama Júlia. Não queria que nossa história parecesse um produto ou que a exposição trouxesse mais peso do que compreensão. Por isso, decidi criar um pseudônimo e me manter no anonimato.

Escrevi este livro com um único objetivo: ajudar pais, como eu, a evitar as armadilhas da vida *on-line*. Se eu tivesse lido algo assim antes, talvez nada disso tivesse acontecido. Pode soar presunçoso, mas juro que essa não é a minha intenção. Tudo aqui é real. O inferno que vivi, as culpas, os erros, o sofrimento. Só mudei os nomes e algumas situações para proteger as pessoas envolvidas.

Não quero dinheiro, fama, nada disso. Quero apenas que você, pai ou mãe, não passe pelo que eu passei. Pode ser um desabafo, pode ser uma catarse, mas, acima de tudo, é um alerta. São histórias pesadas, muitas vezes desesperadoras, porque a nossa realidade atual, infelizmente, é assim.

Desejo que, no final da leitura, você entenda o que pode estar acontecendo na sua casa sem que ninguém tenha a menor ideia. Quero que saiba exatamente o que procurar e o que fazer para evitar um grande sofrimento familiar. E que fale disso para outros pais e mães, que esclareça e se comprometa com essa tarefa. E, mais do que isso, leve essa conversa adiante, compartilhe. Ninguém deve enfrentar isso sozinho.

2.

PAI, ME INTERNA!

Quase 11 horas de uma noite de sábado. Eu estava no quarto, sozinho, relaxando, maratonando uma série num *streaming* qualquer. Júlia, minha filha de 12 anos, bate à porta e fala:

— Pai, vem aqui.

Eu já sabia que boa coisa não devia ser, e me levantei com o coração de pai em alerta. De seus braços e pernas escorria sangue. A maquiagem borrada sob os olhos dava um tom ainda mais dramático à cena.

— Pai, eu surtei. Me interna, eu surtei. Preciso ser internada!

Já passei por muitas coisas ruins na vida. Perdi o pai aos nove anos de idade. Mas nada se compara àquilo. Abracei minha filha e fui checar a profundidade dos cortes. Ela estava um pouco acelerada, tinha um choro eufórico. Uma coisa estranha.

— Eu surtei, eu surtei. Me interna!

Apesar do susto, aquela não era a primeira vez. Havia alguns meses eu descobrira a automutilação da minha menina e vivemos também uma tentativa — ou encenação — de suicídio.

— Encenação ou realidade, a gravidade é a mesma — explicou a psiquiatra na época.

Não sei se foram as palavras dela — "pai, eu surtei, me interna" — ou o sangue escorrendo e pingando no piso branco de porcelanato... Naquele momento, eu só conseguia imaginá-la numa clínica psiquiátrica, com roupa de interna, dopada, num típico roteiro de cinema. Tinha a absoluta certeza de que precisaria internar a minha filha. Isso me desesperava.

❖

Sempre fui muito racional e pragmático. Era algo que até me incomodava. Achava-me uma pessoa fria. Certa vez, viajava de carro com o irmão da minha mãe, meu tio Zé Carlos, quando um ciclista apareceu do nada no meio da pista. Não deu tempo de desviar e o homem foi parar no acostamento, com a bicicleta toda destruída. Meu tio ficou em choque. Olhos esbugalhados, sem saber o que fazer. Acenei para uma Kombi que passava e pedi socorro.

Botei o atropelado dentro e o levamos para o hospital. Eu tinha só 14 anos e lidei com aquilo tudo na maior tranquilidade. Entrei na Kombi e pedi que meu tio nos seguisse no carro dele. O Chevette velho estava amassado, mas dava para dirigir até o hospital. Zé Carlos estava de mudança para uma cidade do interior e, no banco de trás, levava, entre outras coisas, toda a sua coleção de discos de vinil. "Se largar o carro na BR, o pessoal vai depenar e levar tudo, inclusive os LPs", pensei.

Sentia-me estranho por estar mais preocupado com os discos do que com o homem deitado no assoalho do carro. Passados tantos anos, não lembro sequer do rosto ou do nome do sujeito. Recordo-me dele gemendo no chão da Kombi, com os olhos bem fechados. Fazia caretas e, do peito, vinha um chiado alto. Fazendo um esforço... Talvez se chamasse José ou Antônio. Não me recordo mesmo. Já dos LPs do meu tio, tenho uma lembrança perfeita. No Chevette, estavam, por exemplo, os primeiros discos do Pink Floyd e os da carreira solo de Syd Barret.

Lembro-me também da capa sinistra de *Hendrix and Band of Gypsys*, com bonecos dele, Billy Cox e Buddy Miles em cima de um piso cheio de cigarros. Já do José ou Antônio... Alto ou baixo? Gordo ou magro? Soube depois que teve traumatismo craniano, partiu o maxilar em duas partes e quebrou várias costelas, mas sobreviveu.

❖

Ainda no quarto de Júlia, sentei-a numa cadeira, pedi que estendesse os braços e fiz uma foto. Mandei imediatamente a imagem para a psiquiatra, em visualização única. Como era tarde, ela não respondeu de imediato e fui dar banho na minha filha. Havia muito sangue, mas os cortes não eram tão profundos e não pareceu doer quando passei sabão nas feridas. Ela ficou quieta o tempo todo. Eu também não fiz nenhuma pergunta. Agi com uma racionalidade assustadora para um tipo de situação como aquela. Sentia-me incomodado e questionava a minha própria reação. Sentia-me mal, como se eu não ligasse, como se não sofresse o suficiente pelo que estava acontecendo.

A verdade é que a automutilação já vinha acontecendo havia alguns meses. E, por mais frio que pareça, posso dizer que eu já estava escolado. O que de fato me afetou foi o jeito com que Júlia falou e me olhou. Foi ouvir: "Pai, eu surtei. Me interna, eu surtei". Eu estava preparado para lidar com um problema físico, uma perna quebrada, uma pneumonia e até mesmo — que Deus me livre e guarde! — com um câncer. Mas ninguém, nenhum pai, está preparado para lidar com um problema de saúde mental do filho. Você oscila entre a culpa e a impotência. Pergunta-se onde errou, se poderia ter percebido os sinais antes ou feito algo para evitar. Não existe um roteiro a seguir, e nunca se sabe o que esperar.

Enquanto dava banho nela, fui reparando que havia sangue no chão, na pia, no *boxe*. Não eram pingos de sangue e, sim, uma meleira, como se tudo tivesse sido espalhado com as mãos. Tudo muito cenográfico. Maquiagens espalhadas pela bancada, uma peruca, um chapéu e alguns objetos de *cosplay*. Ela estava de calcinha, sutiã e um lenço xadrez amarrado no pescoço. Meia hora depois, a psiquiatra me respondeu e disse que eu deveria levá-la ao hospital. Júlia fez um único pedido antes de partirmos:

— Deixa eu levar o meu celular.

Paula, a mãe de Júlia, morreu quando ela tinha recém-completado cinco anos de idade, alguns anos antes da epidemia de covid-19. Um câncer no cérebro deu os primeiros sinais quando Paula tinha 29 anos e nossa filha era uma bebê de pouco mais de um ano. As pequenas dores de cabeça do início foram ficando mais constantes, até descobrirmos que aquilo não era uma enxaqueca, e sim um tumor no cérebro, numa parte muito sensível e complicada de operar. O tratamento foi doloroso e muito difícil para ela.

A quimioterapia é um tratamento agressivo. Porém, o que doía mesmo nela era o medo de não sobreviver para poder criar a filha — um sentimento devastador. Acho que era ainda por se tratar de uma mãe de primeira viagem, sua única filha. Pretendíamos ter mais um ou dois filhos. Não deu tempo.

A pedido de Paula, quando iniciamos os seis ciclos de quimioterapia com Temozolimida, mandei Júlia para a casa da minha mãe, no Rio de Janeiro. Por fim, depois de seis meses, o tumor diminuiu e foi possível operar. Minha mãe e Júlia voltaram para Brasília no dia em que Paula saiu do hospital.

— Mamãe, você está engraçada sem cabelo. Já é minha vez de andar nessa cadeira com rodas? — perguntou Júlia na saída do Hospital Sarah Kubitschek. Todos nós choramos disfarçadamente.

O ano seguinte à cirurgia foi um dos mais felizes das nossas vidas. Mesmo com quase todo o lado esquerdo do corpo imobilizado, Paula estava animada. O médico já nos havia preparado para uma possível paralisação do lado oposto ao hemisfério do cérebro operado. O tumor estava localizado no lado direito do cérebro, próximo a áreas associadas ao controle motor. Paula, no entanto, estava agradecida por estar viva e passar o máximo de tempo com Júlia. Foi um verão inesquecível.

Alugamos uma casa em Búzios, a uns 170 quilômetros do Rio. Paula começou a alfabetizar a filha, a fazer fisioterapia e conseguiu até recuperar um pouco os movimentos da mão esquerda. Adorava pentear e fazer tranças no cabelo de Júlia.

— Minha garota carioca — como ela gostava de chamá-la.

Mas o verão acabou e o tumor voltou — e numa parte muito mais sensível do cérebro, impossível de fazer qualquer intervenção cirúrgica. Retornamos para Brasília. Meses depois, minha mulher voltou para o Sarah. Quando perdeu a consciência, montei um *home care* em nosso apartamento e a levei para lá. Paula faleceu numa sexta-feira de madrugada. Júlia estava com meu cunhado e as primas em Caldas Novas, Goiás. Alguns anos depois, ela me contou como foi aquela viagem de volta:

— Meu dindo me disse que a gente tinha que voltar para Brasília. Entramos no carro e ninguém falou nada. Mas eu sabia. Até hoje lembro do balanço confortável do carro grande e bege, e tinha muita névoa na estrada.

Não me lembro de ter visto Júlia chorar no enterro da mãe. Eu também não chorei. Entre a primeira cirurgia e a despedida, foram quase dois anos. Nos últimos 30 dias, Paula permaneceu inconsciente, em uma cama hospitalar, em nosso apartamento de Brasília. Era mais confortável assim para todos nós. Ela só retornou ao hospital quando já não havia mais o que fazer. Faleceu dois dias depois. Três semanas mais tarde, eu e minha filha mudamos para o Rio de Janeiro.

❖

A adaptação foi muito difícil. Apesar da proximidade da família, dos nove primos, da praia... Foi difícil. Júlia nunca foi das mais tímidas, tampouco das mais extrovertidas. Na nova escola, encontrou uma turma já entrosada e acabou se retraindo. Começou a dizer que as outras meninas não gostavam dela. Eu consolava, dizendo que era impressão. Procurei a direção, expliquei a situação e pedi ajuda.

Único pai no grupo de WhatsApp da sala dela, tentava me entrosar com as outras mães e participava de tudo, até dos assuntos mais bobos. E olha que não faltavam: mais de 50 mensagens por dia. Em casa, sempre pedia a Júlia para chamar as coleguinhas, no intuito de brincarem lá. Ela dizia que não tinha nenhuma amiga. E era verdade. Visitei a escola na hora do recreio e observei que, enquanto os meninos jogavam bola, as meninas dividiam-se em vários grupinhos — e minha filha não participava de nenhum. Aquilo me cortava o coração.

Percebi que todas as meninas da escola tinham celular. Júlia nunca havia mostrado interesse e nem o meu pedia para usar. Pensei que seria um bom presente, já que todas as colegas tinham. No aniversário dela, decidi dar um de presente, sem grandes expectativas. Para minha surpresa, ela ficou radiante. Naquele momento, percebi que deveria ter pensado naquilo antes. Talvez fosse só o que faltava para minha filha se sentir plenamente feliz e conectada com as amigas. Assim imaginei.

3.

SENTIMENTO DE CULPA

Eu cresci num mundo totalmente analógico: sem computador, internet ou celular. Na verdade, nem mesmo telas, exceto a da TV e a do cinema. Foi uma infância como muitas dos anos 70, uma adolescência nas ruas, jogando bola, empinando pipa, roubando chumbinho das rodas dos carros para derreter e fazer fichas de fliperama. Uma vida simples, física, pisando no chão, no barro do campo de futebol.

Os joguinhos eletrônicos eram raros, um privilégio de quem viajava para os Estados Unidos e trazia algo futurista como o Telejogo ou, um pouco mais tarde, o Atari. O Telejogo, com seus gráficos simples — uma linha rebatendo um quadrado de um lado para o outro —, já mostrava o poder viciante que uma tela poderia exercer. Hoje, olho para trás e não consigo compreender como algo tão rudimentar nos atraía e fascinava tanto.

No final dos anos 70 e começo dos 80, jogar ainda era algo coletivo. Viciante, mas coletivo. A turma se reunia em um apartamento e ficava cada um esperando ansiosamente a sua vez de jogar Paredão no Telejogo. Ou, então, passávamos a tarde no *shopping*, gastando toda a mesada nas fichas de Pong ou Asteroides. Ninguém queria mais saber de pinball (ou fliperama, como a gente chamava na época). Não tinha mais graça impedir que a bolinha caísse no buraco e nem ouvir a voz metálica da máquina dizer: "Eu sou o Cavaleiro Negro, à procura de um desafio. Contato". A gente passou a só querer saber de jogos com telas.

Indo direto ao ponto: sou, ou melhor, fui um pai analógico. O primeiro PC que vi na vida foi um XT, ao entrar na faculdade. O ambiente DOS quase não tinha imagens; e, antes disso, não existiam computadores pessoais no Brasil. Era coisa de grandes empresas, daqueles processadores de dados gigantes da IBM.

Com a morte de Paula, me empenhei ao máximo para criar nossa filha sozinho. Tinha o exemplo de minha mãe, que enviuvou quando eu tinha apenas nove anos. Meu pai também morrera de câncer, mas de próstata. Minha mãe nos criou num ambiente de autonomia e confiança, e eu sempre tive muita responsabilidade para aproveitar essa liberdade. Seria dessa mesma forma que criaria Júlia. Um pai amigo, próximo, super-liberal. Minha mãe foi assim comigo, e com minha filha também daria certo, acreditava.

Antes do meu pai morrer, a vida já se mostrava difícil e, com a morte dele, piorou. Sou o mais velho de cinco irmãos: dois homens e três mulheres. Meu pai deixou um apartamento financiado na Super Quadra Norte (SQN), na época menos valorizada que as quadras no Eixo Sul da capital brasileira. Se estivesse apenas em nome do meu pai, o financiamento do imóvel seria quitado por completo, por causa do falecimento. Como também pertencia à minha mãe, a dívida só caiu pela metade. O jeito foi alugá-lo para ajudar a pagar as prestações e não perder a propriedade.

Sem dinheiro para nos sustentar, minha mãe decidiu migrar para Macaé, no estado do Rio de Janeiro. Fomos morar na casa do meu tio, irmão dela. Antes de ir para o Rio, estudávamos numa escola pública, na SQS 304, onde morávamos num apartamento alugado.

A escola pública macaense não tinha o mesmo nível da brasiliense. Só que faltava dinheiro para matricular todos os cinco na rede privada. Por sorte, os amigos de adolescência da minha mãe eram donos da maior escola da cidade. Ela arrumou um emprego na secretaria, com direito a duas bolsas integrais. Os demais filhos foram ajudados pelas famílias materna e paterna. Um padrinho pagou a escola da minha irmã e a mãe do meu pai, a da outra. No fim, todo mundo conseguiu a sua vaga.

Depois, alugamos uma casinha com três quartos e um quintal. Cada filho reagiu de maneira diferente àquela orfandade paterna, mas todos evitavam falar sobre o assunto. O irmão mais velho da minha mãe não tinha filhos ainda e, para nossa felicidade, acabou sendo uma espécie de pai postiço. Nunca vamos nos esquecer das festas juninas em que ele chegava lá em casa com fogos de presente para os cinco sobrinhos.

Um outro tio, cunhado da minha mãe, também se tornou bastante presente em nossas vidas. Ele era mais gaiato, mais brincalhão. Nos ensinou a andar de bicicleta, a nos esconder atrás da porta para dar susto nos outros. Contava suas histórias do interior, vividas na Região dos Lagos. Tinha um especial carinho com a nossa irmã mais nova, a quem chamava sempre de "filha minha, filha minha". Ela adorava. Quando nosso pai morreu, Helena, a caçula, tinha dois anos.

Éramos pobres, mas não miseráveis. Estudávamos na melhor escola da cidade, só que em casa não havia telefone nem televisão colorida. A TV preto-e-branco nunca me incomodou; já a falta de telefone, essa sim, mexia comigo. Sentia vergonha. Quando perguntavam meu número, eu dava o do vizinho. Até hoje me lembro daquele telefone: 221-6275. Apesar de tudo, foi uma adolescência muito feliz.

Percebo que aquela dificuldade toda me moldou e me deu um enorme desejo de vencer na vida. Antes de ser pai, de ser viúvo, pensava que aquele ambiente liberal, de confiança, fora uma das chaves do meu, digamos, sucesso. Hoje, refletindo, vejo o quanto estava enganado. Como veremos adiante.

Por ser o filho mais velho, acabei virando o confidente da nossa mãe. Comigo, ela dividia suas angústias, sobretudo pela falta de dinheiro.

— Deco, vou ter que levar essa corrente de ouro para o penhor da Caixa, porque o dinheiro não chega até o fim do mês — lamentava.

Aos 13 anos de idade, era um pouco pesado saber desses detalhes. Com certeza, aquilo me fez algum mal, mas também me motivou. Deve ser por isso que não me lembro de ter passado pela tal crise da adolescência. Meu foco: vencer na vida e nunca mais passar por aqueles perrengues. Quantas vezes tivemos a luz cortada ou botamos o botijão de gás deitado no chão para poder render mais!

A verdade é que hoje trago algumas manias, heranças daqueles tempos difíceis. Detesto, por exemplo, ambrosia. Meu tio tinha fazenda e sempre nos levava leite de vaca. Uma parte azedava no transporte e minha mãe aproveitava para fazer doce de leite. Hoje, não aguento nem ver a cara ou sentir o cheiro. Também detesto moela de galinha e fígado; muitas vezes, o dinheiro dava para comprar só aquilo no açougue.

Mesmo com todas as dificuldades, minha mãe sempre foi uma mulher muito feliz. Nunca demonstrou cabeça quente com nada. Ficou viúva com apenas 33 anos e cinco filhos nas costas, mas vivia sempre sorrindo, próxima dos filhos, alegre, aberta, cabeça boa. Foi dessa mesma maneira que eu pretendia criar a minha filha.

A diferença é que ela, Júlia, não passou pelas dificuldades que passei; financeiras, pelo menos, não. Mais do que isso, hoje vejo que somos pessoas absolutamente diferentes. Apesar de pai e filha, de até termos aparências semelhantes e o mesmo temperamento mercurial, somos muito diferentes.

Talvez essas diferenças expliquem por que meu plano de dar a ela a mesma educação que recebi não funcionou. Pelo contrário! Além de sermos pessoas distintas, os tempos também são outros, e, aquilo que para mim representou autonomia e formação de caráter, para ela representou vulnerabilidade. A liberdade e, acima de tudo, a falta de monitoramento foram muito prejudiciais à minha menina. Disso eu me culpo demais... Embora minha terapeuta diga que não tenho culpa, eu me sinto, sim, culpado.

4.

LULZ

Ficamos os dois calados no trajeto para o hospital. Não perguntei por que ela tinha feito aquilo e muito menos dei bronca. A única vez que Júlia abriu a boca foi para me pedir o celular. Eu neguei, obviamente. Até porque, antes de sair, entreguei o aparelho a Dona Tereza, nossa funcionária há mais de uma década, uma senhora solteira que vive com a gente desde antes do nascimento de Júlia. Ela veio conosco de Brasília, quando nos mudamos para o Rio de Janeiro.

— A senhora pega esse celular e olha tudo. A senha é essa. O que for achando de estranho, me manda por *zap*, como apelidado no Brasil o aplicativo WhatsApp — pedi, antes de entrar no carro.

A despeito da idade, Dona Tereza entendia bastante de redes sociais. Passava o dia vendo vídeos de pegadinhas, dublagens no TikTok e Instagram. Um dia veio me mostrar o *status* do WhatsApp de um porteiro do prédio, com uma mensagem religiosa. Eu nem sabia que aquilo existia, que as pessoas pudessem postar vídeos no *status* do próprio *zap*.

Era a segunda vez que íamos para o hospital por aquele mesmo motivo. Como Júlia tinha apenas 13 anos, demos entrada pela emergência pediátrica. Mais uma vez, ela foi enquadrada em um caso de tentativa de suicídio, e o atendimento foi acelerado. Fomos direto para a enfermaria.

— Eu sou a médica plantonista. Confirme o seu nome, mocinha.

— Júlia.

— Então, o que foi que aconteceu? — perguntou, superafetuosa.

Minha filha não respondeu nada e, a cada pergunta, olhava para mim, esperando que eu contasse o ocorrido. A doutora insistiu mais uma vez:

— Como aconteceu isso, Dona Júlia?

— Quer que eu conte, minha filha? — perguntei.

— Sim! — respondeu baixinho.

Eu, então, resumi o ocorrido e a médica começou a examiná-la. Afastei-me um pouco para ver uma mensagem de Dona Tereza. Acabara de me enviar um vídeo de Júlia se filmando no banheiro, apontando a câmera para os cortes e, em seguida, para a pia cheia de sangue coagulado. Em tom dramático, quase chorando, contava:

— Eles me obrigaram a cortar minha língua.

Em seguida, virou a câmera e focou na língua, para provar o que dizia. O vídeo e o relato continuavam com a filmagem da pia do banheiro e dava um *zoom* no grande volume de sangue coagulado.

Tão logo a médica terminou a anamnese, chamei-a num canto e mostrei o vídeo. Ela estranhou o volume de sangue e pediu para que Júlia mostrasse a língua. Ligou a lanterna clínica e investigou com detalhe. Não achou nenhum corte que justificasse todo aquele sangue.

— Pai — disse a médica categórica —, esse sangue não veio da língua. Você permite fazer um exame genital na sua filha?

Gelei com a pergunta e acenei que sim. Graças a Deus, o exame mostrou que não havia nenhuma mutilação genital. Júlia continuava sustentando que o sangue vinha dos cortes que fez na língua, mas a médica não encontrou nenhuma ferida que justificasse aquela quantidade de sangue.

— E como você cortou essa língua, filha? — perguntei.

— Peguei um apontador de lápis velho, desparafusei e usei a lâmina — explicou ela, demonstrando com gestos o que teria feito.

Liguei para Dona Tereza e ela encontrou o tal apontador de lápis e a lâmina que teria sido utilizada e que, inclusive, estava com a ponta enferrujada. Só que a língua não estava cortada. Então, de onde o sangue vinha? Seria cenográfico?

Júlia tinha algumas maquiagens e *kits* teatrais em casa. Aquilo me parecia uma possibilidade. A doutora disse para jogar água oxigenada em cima. Se fizesse espuma branca, era sangue de verdade. Dona Tereza jogou e espumou.

— Não é tinta, é sangue de verdade — concluímos.

Mas, de onde vinha? Júlia até hoje sustenta que foi da língua. O hospital, contudo, desmentia a versão. A língua não estava cortada. É fato. Uma hipótese é que ela tivesse colhido o sangue dos cortes nos braços, pernas e misturado com água para criar o volume na pia. Uma tentativa dramática de amplificar a cena.

◆

Quando um paciente dá entrada por tentativa de suicídio, o hospital tem que seguir um protocolo. Não pode mandar a pessoa para um apartamento comum. Precisa ser internada em quartos da UTI, sem fios aparentes ou objetos que a ponham em risco. Como a UTI estava lotada, tivemos que passar a noite na enfermaria. Júlia dormiu tranquilamente, e eu fiquei parte da noite toda sentado numa cadeira, recebendo as mensagens de

Dona Tereza, e cada vez mais assustado. Ela vasculhou o celular da minha filha e foi *printando* e gravando as telas que achava relevantes.

Se eu estava horrorizado, imagina ela, uma senhora de outra geração. Num dos *prints*, estava escrito a palavra "lulz". Pensei que fosse um erro de digitação. Porém, depois Júlia repetiu a mesma palavra num áudio que postou no *status* do WhatsApp dela. Eu, obviamente, estava bloqueado.

— Errei, errei, errei. Eu não quero fazer lulz. Meu Deus, meu Deus!

No *status* seguinte, postou o *print* de um monte de gente comentando, aplaudindo e vibrando com o áudio dela. Um até escreveu: "gozei".

É bom contextualizar, mais uma vez: MINHA FILHA TINHA 13 ANOS DE IDADE. Assim mesmo, em letras maiúsculas, para vocês entenderem um pouco do que senti quando vi aquilo tudo. E ainda hoje, rememorando para escrever este livro, fico muito mexido e com raiva.

Levantei da cadeira e li e ouvi o resto das mensagens dentro do meu carro, no estacionamento do hospital. Não dava para fazer isso na enfermaria, com Júlia deitada numa cama ao lado. Estava com a cabeça tão cheia, que, naquele momento, não compreendi quase nada do que Dona Tereza me mandara. Só agora, para escrever este livro, consegui ligar todos os pontos com mais calma.

Dentro do carro, *googlei* a palavra "lulz" e me pareceu algo positivo: "'Lulz' é um termo da internet que se refere a algo feito para provocar risos, em geral de maneira irônica ou sarcástica".

Já ia passando batido quando encontrei um *link* de uma reportagem do *Fantástico*, veiculada em 01/05/2023: "Desafios perversos: como o aplicativo Discord virou ferramenta para envolver adolescentes em um submundo de violência extrema". Numa matéria de 17 minutos, os repórteres do *Fantástico*, Estevan Muniz e Mônica Marques, escancaram os horrores que a falta de monitoramento e a dificuldade de fiscalização podem trazer para dentro de casa. Mostram como crianças de apenas sete anos acabam expostas à mutilação, à pornografia e a outras violências, transformando o que deveria ser um ambiente de proteção em um pesadelo para pais e filhos.

Quero agradecer aos que fizeram essa matéria, porque ela mudou a minha vida. Aconselho todos os pais a assistirem. Se por um lado fiquei triste ao descobrir em que a minha filha estava metida, por outro, fiquei aliviado. Por fim, eu começava a descobrir a origem de sua mutilação.

Quando amanheceu, mandei o *link* da reportagem para a doutora Ana Luísa, psiquiatra de Júlia, e ela conversou com a plantonista, explicando o que se passara. A doutora não entendia aquilo como uma tentativa de suicídio e, sim, uma espécie de jogo ou desafio mórbido em que a minha filha estava envolvida. Era grave? Com certeza. Entretanto, aquela situação não ia ser resolvida em hospital. Fomos para casa.

❖

Para quem ainda não viu a reportagem, explico o que é "lulz" e o que aconteceu naquela noite. Já falamos sobre o Discord, uma plataforma superpopular que *gamers* usam para jogar *on-line* e que hoje se transformou num *chat* gigantesco, sem nenhum tipo de monitoramento. Qualquer um pode criar a sua comunidade, chamada de Servidor, e tratar do que quiser dentro dela. É aí que surgem as "panelas" — pequenos grupos formados dentro de servidores maiores, um ambiente fértil para tudo o que não presta: pedofilia, automutilação, apologia ao nazismo... Isso tudo é exposto a crianças muito novas, como minha filha, de quem desconfio que, desde os nove anos de idade, já usava o Discord. Como se diz no *Confiteor*: "*Mea culpa, mea culpa, mea máxima culpa*".

Na reportagem do *Fantástico*, uma menina de 13 anos tocou fogo na própria casa, para delírio de centenas de membros da panela. Tudo transmitido ao vivo pelo Discord. A casa toda pegava fogo e, depois de registrar a chegada dos bombeiros, ela ainda fez uma

postagem comemorando: "Botei fogo na casa. Da hora!".
Já em outra comunidade, um gato é jogado na privada,
enquanto os membros da "panela" pedem: "bota ele pra
nadar". Todos riem quando a descarga é acionada e o
animal indefeso se debate para sobreviver.

Desafiar alguém a praticar violência contra si é
uma forma de divertimento cruel muito comum
nas panelas, que funcionam como bolhas fechadas
com um sistema de recrutamento ou testes para que
novos membros entrem. Júlia participava de forma
ativa desses desafios e, depois de ver a reportagem
do *Fantástico*, entendi a origem e o significado das
cicatrizes que tinha, já havia algum tempo, na virilha e
no braço. Não eram riscos aleatórios e, sim as iniciais
do Servidor e da panela a que ela pertencia.

Nada é mais nefasto nesse universo do que o Lulz.
A palavra é uma corruptela de "Lol" (*Laughing Out
Loud* = rindo alto), mas o sentido é bastante diferente. Podemos traduzir como "rir de uma pessoa".
Só que é muito pior. Fazer lulz é aceitar ser guiado
(em uma transmissão ao vivo no Discord) por uma
ou mais pessoas da panela e fazer tudo o que ela
mandar. Nesse ambiente, de absoluto sadismo, todos
são vítimas e vilões. Uma plateia alucinada (em sua
maioria, composta por crianças e adolescentes) ins-
tigando, aos berros, outras crianças a se queimarem,
cortarem e passarem pelas situações mais abjetas.

A ida de Júlia para o hospital naquela noite foi consequência de um lulz. No celular dela, estava registrado todo o ocorrido. Embora o Discord funcione ao vivo, muitas vezes os usuários gravam a tela para se gabar depois da "coragem". Foram essas gravações que achei no aparelho dela e pude entender o acontecido. No *status* do *zap* de minha filha, encontrei uma sequência de áudios e postagens:

— Ele é muito gostoso, ele é um gostoso fodido do caralho. Ele já fez uma menina arrancar o dente, velho. Muito foda. Eu só não me aproximo dele, porque não quero virar cachorrinha dele para não ser explanada. É disso que eu tenho medo. Não quero ser explanada, quero ser fodona.

Nunca tinha visto minha filha tão elétrica e empolgada como nessa gravação. Eu não sei o que mais me chocou: a sexualidade envolvida ou ela admirar a perversidade de uma pessoa que conseguiu fazer a outra arrancar o próprio dente. No *story* seguinte, ela postou o *print* de uma mensagem do tal gostoso:

— Vai fazer lulz hoje?

Na sequência, um novo áudio dela:

— Eu fiz merda, eu fiz merda, eu fiz merda. Puta que pariu! — grita e sopra perto do microfone do celular.

Na galeria de fotos, encontrei *prints* do Discord de centenas de usuários comentando, aplaudindo e vibrando. Achei também outro áudio postado por Júlia:

— Eu tô tremendo real, porque... — chora ou finge chorar em desespero — porque eu falei isso no impulso e eu não queria falar isso. Foi sem querer. Eu não queria fazer lulz.

Só que, 10 segundos depois, todo o desespero passa e ela posta um vídeo dançando fantasiada de *cosplay*, sensualizando para a câmera e simulando cortar os braços. O último vídeo foi muito difícil de ver até o fim. Sentada no vaso sanitário, minha filha se filma com as pernas ensanguentadas e de calcinha. Com a mão toda melada de sangue, ela vira a câmera para o próprio rosto e diz:

— Amiga, eles fizeram eu cortar a minha língua. Eles fizeram eu fazer o símbolo nazista e cortar debaixo do meu olho. — A câmera vira e mostra Júlia, magrinha, toda maquiada, com um gorro e um lenço no pescoço.

De fato, na bochecha dá para notar que tem algum corte e um pouco de sangue. Dias depois, ela me explicaria:

— Risquei o símbolo nazista bem leve, para "enganar eles" e não deixar marcas.

A filmagem continua com a pia cheia de sangue coagulado, e ela se grava fazendo o gesto de *hang loose*. Depois, vira o celular para o espelho e dá um sorriso feliz.

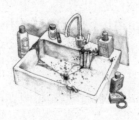

5.

PAPAIZINHO

A pandemia fodeu tudo. Só não posso culpar apenas a pandemia. Júlia já passava muito tempo no computador ou no celular. Sempre animada. Falando com as amigas nos grupos de bate-papo. Eu até possuía a senha dela, mas ficava constrangido em fiscalizar. Fingia que fiscalizava. Desconfio que ela sabia que era só fingimento meu. Apenas uma vez eu peguei de fato o telefone, fui ao WhatsApp e dei um *find* em algumas palavras-chave, xingamentos, e não encontrei nada preocupante.

Decidi colocar um controle temporal no aparelho. Quando o tempo estourava, eu recebia uma mensagem para autorizar mais. Só que ela me vencia pelo cansaço. Rapidamente percebeu que, se insistisse, eu acabava cedendo. Chegava de mansinho, me beijava e lá vinha o pedido:

— Só mais um pouquinho, papaizinho.

— Você já fez o dever de hoje? — indagava.

— Não tem nada pra hoje — respondia.

— Júlia, você sabe que, se estiver mentindo, eu vou descobrir, né?

Ela jurava que estava tudo feito e eu acabava cedendo mais uma horinha. No fim do mês, descobria que não era bem isso. Muitas tarefas não concluídas.

— Fiz, mas esqueci de postar — desculpa padrão. Ou: — Pai, o prazo dessa já tinha passado e eu não consegui subir no GSA.

E, dessa forma, com a minha cumplicidade, ela ia ficando cada vez mais *on-line*. Não queria fazer mais nada. Cinema, *shopping*, praia, sair com as amigas... Nada disso a seduzia. Passava o dia todo no computador. Tirá-la do quarto virou uma tarefa quase impossível. Às vezes, eu a punha de castigo e tirava o celular.

— Certo, mas preciso do computador para estudar — enrolava.

Hoje, tenho certeza de que estava jogando ou conversando com as amigas pelo computador. O telefone não fazia falta; só era mais prático.

◆

Quando nos mudamos para o Rio, após a morte de Paula, entramos em terapia, Júlia e eu. Senti que seria essencial buscar orientação naquele momento. Sempre fui uma pessoa disciplinada, por não tomar decisões importantes sem consultar especialistas, algo que sempre considerei uma virtude. Com a criação da minha filha, não seria diferente. Entrevistei várias psicólogas até encontrar aquela que mais me agradou. Apresentei Júlia, e as sessões começaram. Pouco tempo depois, veio a pandemia de covid-19, e a terapia passou a ser feita por vídeo, via Skype. Aliás, naquela época, tudo passou a ser *on-line*.

Hoje, parece que a pandemia nunca existiu ou é algo muito distante, quase como uma lembrança nebulosa de um sonho ruim. É curioso como um evento que transformou o mundo de forma radical por anos inteiros agora mal é mencionado no dia a dia. Fico me perguntando se a humanidade está passando por algum tipo de negação coletiva, uma tentativa inconsciente de apagar da memória o sofrimento e as perdas que marcaram aquele período.

Pensei que, como a Guerra do Vietnã ou a Segunda Guerra Mundial, a pandemia inspiraria décadas de filmes, séries e narrativas que explorassem seus impactos, os dramas humanos e as lições deixadas. Mas, para a minha surpresa, isso não aconteceu. Talvez seja cedo demais e os grupos focais de Hollywood tenham indicado que o público ainda não está pronto para revisitar o trauma, que não estejamos prontos para encarar tudo de novo, mesmo na ficção. Pode ser que a pandemia, com todo o seu peso, seja algo que a maioria prefira esquecer — ou pelo menos deixar guardado em um canto da memória, sem trazer à tona por mais tempo.

O fato é que também nossas vidas, minha e da minha filha, tomaram outro rumo por causa da covid. Júlia ficou cada vez mais absorvida pelo celular. Tantas vezes entrei no quarto e ela estava com a câmera da escola desligada, jogando no celular. Cheguei até a pedir que ela levasse o computador para a mesa de jantar, onde podia monitorá-la melhor. Mas era eu vacilar, e lá estava ela com o aparelho entre as pernas e o TikTok rolando solto.

Levei o assunto para a terapia e fui orientado a pegar leve; tratava-se de uma questão mundial. Teria que, ao mesmo tempo, dar limites e flexibilizar. Não era um tempo para muita pressão e rigor. Foi o que fiz — ou tentei fazer. No geral, ela ficava na "aula", enquanto eu assistia a filmes e séries e me empanturrava de comida. De vez em quando, tentava algo para animar a casa. Como não podia ir à barbearia, inventei de cortar o meu cabelo em casa.

—Adivinha quem vai ser minha cabeleireira hoje! Você mesma! — disse, entregando-lhe o aparador elétrico.

Fiquei horroroso, ela morreu de rir e, claro, filmou todo o processo. Para ser sincero, na maior parte do tempo eu ficava na minha tela e Júlia, na dela, em especial, no YouTube. Todo dia uma novidade. Estava embasbacado com a velocidade e a maturidade daquela geração. Tinham opinião para tudo, discutiam sobre os mais variados temas. Os sete, oito, nove anos pareciam os 15 e 16 de outrora — ou mais. De um dia para o outro, comecei a perceber um discurso engajado na minha filha. Sentia que, nas conversas, ela me sondava para pegar algum deslize.

— Tô me sentindo um elefante, Júlia.

— Oi?

— Engordei demais. Tô enorme — explicava, mesmo sabendo que ela tinha entendido.

— Pai, você está sendo gordofóbico, viu?

— Mas comigo mesmo pode — eu brincava.

Descobri que opinião de pai não valia nada. Se eu quisesse recomendar um filme legal, uma música, um álbum, ela rejeitava. Só consumia o que os *influencers* que seguia indicavam. De uma hora para outra, ela entrou numa fase gótica. Passou a se vestir de preto e a fazer uma maquiagem mais pesada. Passava horas vendo tutoriais de *make-up* e pintando o rosto. Disse-me que também queria cortar o cabelo em casa. Pensei que era só uns dedos e até me prontifiquei a fazer o serviço, já que ninguém ainda podia sair de casa por causa da pandemia.

— Quero igual a essa foto — e me mostrou uma menina pálida com o cabelo "joãozinho". Eu achei aquilo horrível, mas enrolei.

— Filha, não sei fazer esse corte, não. Pode ficar cheio de caminhos de rato — argumentei.

Infelizmente, não teve jeito, e lá fui eu me arriscar com a tesoura. Júlia fazia parte de uma geração de crianças e pré-adolescentes que não se aprofundam em nada, mas sabem de tudo. Estava sempre me testando e patrulhando. Falava uma coisa muito mais interessada na minha reação do que na minha opinião real.

— O pai da Joana é gordofóbico. Fica o tempo todo dizendo que ela está engordando na pandemia.

— Será que ele não tá só preocupado com a saúde dela? — eu retrucava.

— Hoje em dia, não se fala desse jeito, meu pai. É muito rude — me ensinava Júlia.

Numa tarde, logo depois da aula, me chamou para conversar. Tinha uns 10 ou 11 anos, olhou-me séria como se fosse mulher feita e disse:

— Pai, eu não estou feliz com meu corpo. Não me sinto uma menina. Sinto que vim num corpo errado. Me sinto um menino.

Não vou ser politicamente correto e dizer que encarei aquilo com normalidade. Fingi bem, talvez por intuir que a situação não fosse verdadeira. Disse que ela era ainda uma criança, que a transformação no corpo ainda iria acontecer. Como ela poderia dizer que não gostava do que ainda não tinha acontecido?

— Seu corpo vai mudar muito, minha filha. Os seios vão crescer, você vai mudar muito — e arrematei: — Uma coisa posso lhe garantir... você vai ser o que quiser nessa vida.

Senti que ela ficou um pouco decepcionada, pois, no fundo, esperava uma reação mais tradicional, uma briga. Eu estava arrasado, mas resolvi não passar recibo. Assim que ela saiu, marquei uma conversa com a psicóloga, pelo Skype.

— Oi, Marcela! Eu tô meio perdido aqui. Júlia veio me dizer que é menino num corpo de menina.

Marcela sorriu, já sabendo por onde a conversa ia dar.

— Não sei se é verdade ou se ela tá querendo me chocar... Procurei aparentar normalidade — expliquei.

— Olha, não é tão incomum quanto parece. Outro dia mesmo, eu tava conversando com uma paciente bem mais nova que sua filha. Sabe o que percebi?

— O quê? — perguntei, curioso.

— Essa menina sabe de cor todos os tipos de identidade de gênero. Ela me explicou o que é gênero fluido, xenogênero, até umas coisas como gênero-vapor.

— Gênero-vapor? Isso é uma piada?

— Não! — ela falou com a maior segurança. — Gênero-vapor é quando o gênero é tão intangível que parece uma nuvem. Algo assim. Fiquei chocada com o nível de detalhe.

— Intangível? E uma menina de sete anos sabe lá o que é intangível?! — ironizei.

— Pois é. Essa geração tem teoria para tudo. Essa menina, por exemplo, sabe todos os 300 milhões de tipos de gêneros, mas desconhece o próprio corpo, a própria vagina — frisou Marcela. E acrescentou que, com Júlia, pode ser a mesma coisa. — Ela tá começando a descobrir o mundo e a si mesma. É natural que queira experimentar ideias ou se identificar com algo que ouviu. Não significa que tenha tudo resolvido na cabeça.

— E eu faço o quê? Porque, olha... Eu tô pisando em ovos aqui.

— Primeiro, respira. Não precisa se apressar em entender tudo ou resolver isso agora. Dá espaço pra ela falar e experimenta trazer a conversa pra algo mais simples, tipo: "O que exatamente faz você se sentir assim? Ou: como você se sente no seu corpo hoje?". O importante é você agir com naturalidade.

6.

FIM DA PANDEMIA

Aos poucos, as medidas foram sendo afrouxadas, a vacinação avançou e, por fim, as aulas presenciais retornaram. A sensação de normalidade parecia frágil. De uma hora para a outra, os números de infectados voltavam a subir, trazendo novas restrições. Escolas fechavam de novo, eventos eram cancelados e qualquer tentativa de estabelecer uma rotina se interrompia por uma nova onda.

Toda uma geração de meninos e meninas viveu quase três anos confinada em casa, com o mundo reduzido a uma tela de computador ou a um celular. Quando, afinal, pudemos sair, foi como uma explosão de liberdade. Viajar, reencontrar amigos e até voltar ao trabalho tornaram-se motivos de celebração. Sensação estranha, redescobrir o que antes parecia tão comum.

Para Júlia, no entanto, o retorno à vida normal não foi um alívio. Pelo contrário, parecia que se agarrara à rotina anterior como se estivesse presa a uma âncora. Tirá-la do celular ou da TV era uma luta diária, como se qualquer coisa além daquelas telas fosse exaustiva ou sem sentido. Doía vê-la assim.

Confesso que, às vezes, também sentia falta daquela rotina de isolamento, uma vida simples, quase monástica, só Júlia e eu, cada um imerso em seu próprio planeta. As horas passavam em um ritmo lento, interrompidas apenas pelo som do interfone anunciando o *delivery*. Nada de trânsito, nada de compromissos inadiáveis. Apenas nós dois.

Naquele período, aluguei uma casa em Búzios. Foi uma das melhores decisões que tomei durante a pandemia. Acordar cedo, tomar um café preguiçoso e depois caminhar com Júlia até uma praia quase deserta, eis um privilégio que nunca vou esquecer. O mar, tão calmo e silencioso, parecia refletir a pausa que o mundo inteiro vivia. Para ela, aquele cenário era um respiro; para mim, um alívio.

Minha vida profissional, por outro lado, seguiu um ritmo intenso. Administrar um grande fundo de ações exigia atenção constante, principalmente com o mundo virado de cabeça para baixo. A pandemia trouxe desafios, mas também oportunidades inesperadas. Com a volatilidade dos mercados, os lucros do fundo dispararam e o dinheiro, por ironia, deixou definitivamente de ser um problema para mim. Nunca pensei que pudesse acontecer e, no entanto, eu estava rico — ou melhor, milionário. Se, para muitos, a pandemia foi sinônimo de crise financeira, para mim, foi o oposto.

Na casa de praia, a rotina profissional e pessoal se mesclava. Eu improvisei um pequeno *hall* ao lado da sala de estar, com dois grandes monitores exibindo as cotações e os gráficos em tempo real. Júlia, por sua vez, dominava o sofá e a TV principal quase sempre conectada no YouTube. Curioso como aquele cenário, com tantas telas ligadas ao mesmo tempo, refletia nosso isolamento.

Eu sabia que aquela vida não era sustentável, mas parecia muito fácil se deixar levar. Júlia parecia confortável e eu, no fundo, também. O silêncio da praia, o isolamento das telas e a sensação de que o mundo lá fora estava em suspenso criaram um espaço onde tudo parecia simples — pelo menos por um tempo.

A rotina da pandemia, no entanto, foi aos poucos, nos afetando. Ganhei 14 quilos em menos de um ano. Comecei a ter refluxo, a garganta ácida e a respiração ruidosa. Até na praia, onde a sensação de liberdade era maior, eu carregava comigo o peso da pandemia. Andava com uma máscara no bolso e, ao avistar alguém, mesmo longe, colocava a máscara no rosto, um movimento reflexo.

Júlia enfrentava uma batalha diferente. O isolamento foi se entranhando de forma exagerada na rotina. A cada dia, se isolava mais; levá-la para caminhar na praia passou a ser uma missão quase impossível: "Tá muito calor", "Tô cansada" ou "Deixa pra amanhã" eram desculpas constantes.

A verdade é que ela não queria sair. Preferia passar o dia todo no quarto, com o celular na mão ou na frente do computador. Jogava sem parar ou assistia a tutoriais de jogos no YouTube como se fossem maratonas de séries. Tentei negociar, convencer, até forçar, mas eu parecia sempre perder a luta. Eu a via se afundando naquela rotina e não sabia como resgatá-la.

Enquanto ela mergulhava nas telas, eu tentava me convencer de que se tratava só de uma fase. "Vai passar", dizia para mim mesmo. Internamente, sabia que algo mais profundo estava acontecendo. Chegou a um ponto em que percebi que precisava fazer alguma coisa. Não dava mais para fingir normalidade naquela rotina. Júlia passava horas no quarto, e eu não tinha ideia do que ela assistia ou jogava. Decidi tirar a TV do quarto dela.

Expliquei, tentando ser firme, mas compreensivo, que, a partir daquele momento, só poderia assistir à TV na sala. Disse que seria para termos mais tempo juntos, para evitar que ficasse tão isolada. É claro que ela percebeu naquilo uma tentativa de monitorá-la, que eu poderia exercer algum controle, mínimo que fosse, sobre o que assistia ou fazia.

Júlia não aceitou com facilidade; o protesto foi imediato. Olhos revirados, reclamações e aquele silêncio irritante que só um adolescente sabe fazer. Porém, mantive minha posição, e ela começou a assistir à TV na sala, ainda que a contragosto. Não era a solução mágica que eu esperava. Júlia continuava no celular grande parte do tempo, e a resistência às caminhadas na praia continuava. Eu sentia, no entanto, que valia a pena continuar tentando.

De alguma forma, parecia importante que Júlia entendesse que eu estava ali, que não a deixaria à mercê daquela rotina. Às vezes, sentávamos juntos na sala. Ela colocava algo na TV e eu ficava ao lado, fingindo interesse, tentando puxar conversa. Não era muito, só o possível, o que eu conseguia fazer naquele momento; um equilíbrio frágil, mas, pelo menos, um começo.

Júlia tinha uma fixação especial por um jogo chamado Gacha Life. Pedi que explicasse do que se tratava o *game*. Com uma paciência que só se manifestava quando o assunto a interessava, ela começou a explicar. No Gacha, podia criar personagens, escolher roupas, cenários e até inventar histórias inteiras. Era quase como um pequeno estúdio de animação na palma da mão. Achei aquilo fascinante.

— Você tá literalmente criando suas próprias histórias, filha! — disse, empolgado. E completei: — Sabia que, quando eu tinha a sua idade, também adorava inventar histórias? Só que usava papel e lápis. Não existia computador ou celular naquela época.

Ela riu, com aquele sorriso meio cético de quem acha que o pai está exagerando.

— É diferente, pai. Aqui eu consigo ver tudo pronto, dá pra animar, inclusive.

— Olha! Que interessante! — continuei.

— Isso é como criar uma história em quadrinhos, só que digital.

Ela deu de ombros, ainda com os olhos na tela, mas eu segui em frente. Minha paixão por quadrinhos começou cedo, na segunda série do primário. Naquela época, eu tinha uma gaveta onde guardava todas as revistas que conseguia comprar ou ganhar. Comecei com *Turma da Mônica*, *Luluzinha* e *Bolinha*. Com o tempo, fui descobrindo outros mundos; Marvel e DC logo entraram na coleção.

Aos poucos, minha gaveta ficou pequena demais; a coleção cresceu até ultrapassar 3 mil revistas. Guardei cada uma delas com carinho, imaginando que, um dia, meus futuros filhos talvez herdassem esse interesse. Estava tudo plastificado e encaixotado. Como ela assistia a muitos *animes*, chamei-a para ver minha coleção de mangás. Peguei *Lobo Solitário* e dei para ela folhear.

— Acho que você vai adorar.

Júlia leu poucas páginas, espirrou várias vezes e, sem cerimônia, devolveu-o para mim.

— Pai, tem cheiro de coisa velha. Não dá, não.

Fiquei frustrado com a reação, mas, para ser honesto, muitos daqueles quadrinhos já não faziam mais sentido no século 21. Algumas histórias pareciam datadas; outras, ingênuas para o olhar crítico de uma adolescente dessa geração.

7.
ROBLOX E DISCORD

Se eu pudesse dar um conselho a um pai de menina, não seria "não dê um celular para ela", mas algo bem direto: "Não a deixe começar a jogar *on-line*". Essa, com certeza, é a grande porta de entrada para problemas futuros. Por infelicidade, percebi isso tarde demais.

Júlia começou jogando Minecraft, um *game* que parecia inofensivo, até educativo. Uma espécie de Lego moderno, em que você constrói mundos inteiros, bloco por bloco. A ideia é simples, mas genial: o jogador pode explorar, criar e até sobreviver em um ambiente virtual completamente personalizável. Júlia adorava participar de campeonatos e construir ambientes enormes, com castelos, florestas e cidades inteiras.

Eu achava aquilo fascinante, algo incrível e saudável. "Olha só, ela tá usando a criatividade!", pensava. E, de fato, Minecraft é um jogo inventivo. Ele permite que as crianças desenvolvam habilidades como lógica, estratégia e até trabalho em equipe.

Alguns meses depois, ela enjoou de Minecraft e caiu de cabeça no Roblox. Para mim, de longe, pensava que fossem jogos parecidos, mas eram bem diferentes: enquanto Minecraft tem um foco maior na construção e na exploração, Roblox é uma plataforma multijogo, um enorme parque de diversões digital em que você pode escolher entre milhares de jogos criados por outros usuários. É fascinante. Quer pilotar carros? Jogar RPG? Fazer *parkour*? Está tudo lá. Cada jogo dentro do Roblox é um universo próprio, com regras e objetivos diferentes. Isso, claro, é o que o torna tão viciante.

Roblox tem também um *chat* integrado, no qual os jogadores podem interagir enquanto jogam. No início, fiquei aliviado ao descobrir que o *chat* era bastante controlado. Qualquer palavra mais pesada ou inapropriada resultava em uma advertência ou até em um bloqueio temporário. De vez em quando, Júlia esbravejava porque tinha sido banida do jogo.

— Por que, filha?

— Nada, pai. Um menino chato ficou me irritando.

Os *bans* de Júlia no Roblox não eram apenas incidentes isolados. Ela estava sendo agressiva de verdade, usando xingamentos e, em alguns casos, até expressões preconceituosas. Contudo, eu não sabia de nada daquilo na época. Para mim, tratava-se apenas de aborrecimentos do jogo, problemas que qualquer pré-adolescente enfrentaria em um ambiente de disputa.

Ela reclamava, balbuciava um palavrão, e eu achava aquilo tudo corriqueiro.

Muito tempo depois, fui entender realmente o que estava acontecendo. Apesar de o *chat* do Roblox ser mediado e rigoroso, com filtros que censuravam palavras inadequadas e puniam comportamentos tóxicos, o jogo também funcionava como uma espécie de ponto de encontro. Muitas pessoas usavam o ambiente para cooptar usuários e levá-los a outros lugares menos controlados. Um desses lugares era o Discord.

Eu nunca havia ouvido falar nesse tal Discord. A plataforma surgiu em 2015 para facilitar a comunicação entre *gamers*, insatisfeitos com o TeamSpeak e o Skype, caros e complicados. Na pandemia, o Discord explodiu em popularidade. Foi muito além de uma plataforma para *gamers* e virou *chat*, um espaço onde qualquer pessoa pode criar a própria comunidade, os chamados Servidores. É um grande ponto de encontro virtual, em que você troca mensagens, faz chamadas de voz ou vídeo, assiste a transmissões ao vivo e conversa sobre praticamente qualquer coisa, tudo acontecendo ali, em tempo real.

Júlia foi apresentada ao Discord por alguém que conheceu no Roblox. Dentro do quarto, sem meu conhecimento, ela mergulhou de cabeça. É provável que sentisse atração pela liberdade dos servidores, sem nenhum tipo de controle ou regras, ou seja, não há uma moderação centralizada pela empresa. São os próprios criadores dos Servidores que administram as comunidades por eles criadas. Isso dava aos usuários uma sensação de liberdade sem limites. Para alguém da idade de Júlia, irresistível.

Eu ainda não sabia que ela estava lá. Para mim, o universo dela era o Roblox e, talvez, alguns vídeos no YouTube. Enquanto Júlia construía um mundo paralelo no Discord, eu seguia acreditando que tudo estava sob controle. Certa vez, entrei no quarto da Júlia e notei que o *notebook* dela estava ligado. Sem pensar muito, fechei a tampa do computador e fui para sala. Uns minutinhos depois eu ouvi o berro:

— Pai, o que é que você fez?!

Corri para o quarto para ver do que se tratava. Nunca a vi tão furiosa. Com o rosto vermelho de raiva, começou a gritar:

— Você não tem o direito de fazer isso! Eu estava no meio de uma *call*!

Sem entender nada, argumentei que não tinha ninguém do outro lado da linha e ela nem sequer estava no quarto.

— Desculpe, filha, mas qual o problema de você ligar de novo para a pessoa?

— A gente estava fazendo um desafio, e você simplesmente interrompeu tudo!

— Desafio? Você não estava nem participando. Não faz sentido.

Ela gritava, mordia os lábios e começou a soluçar num choro desproporcional. Jogou-se na cama, desesperada, ainda tentando recuperar o fôlego. Eu não sabia o que fazer. Toda aquela loucura só porque fechei o computador? Mais adiante, entendi que parte do desafio era permanecer *on-line* por mais tempo que o outro. Só que tinha coisa pior acontecendo — e eu nem imaginava o quê...

Júlia não se adaptou de jeito nenhum à volta às aulas. Em tempo pós-pandemia, a gente evitava mandar a criança para escola com qualquer sintoma que sugerisse covid. Esperta, começou a dizer que estava com dor de cabeça ou que a garganta arranhava para fugir da escola. E não foram poucas vezes; isso acontecia duas ou três vezes por semana. De vez em quando, ela ia para a aula, mas era quase certo que viria um telefonema da enfermaria da escola. Já tinha o número gravado na agenda; quando tocava, eu já sabia o roteiro.

— Sua filha está se sentindo mal e quer falar com o senhor — dizia a enfermeira da escola.

— Pai, eu tô me sentindo mal. Me busca, por favor.

Não passava uma semana sem que esse tipo de situação acontecesse. Ao chegar em casa, o enjoo, a dor de cabeça ou de garganta, por mágica, desaparecia. Lá ia ela para o computador, até quando eu percebia. Então, eu tomava os aparelhos, e Júlia ia dormir como se nada tivesse acontecido. Não importava se fosse 17 ou 18 horas. Deitava na cama e só acordava no dia seguinte.

Um dia, porém, não sei se por vacilo ou se, inconscientemente, ela quisesse se denunciar, admitiu que Maria Clara, colega de sala, toda semana inventava que estava doente para fugir das aulas.

— Ué? Mas você também não faz isso?

— Não, pai! No meu caso, é verdade. Eu estava me sentindo mal mesmo.

Uma coisa me tirava do sério: a mentira. Desde pequeno, tenho esse trauma por causa de uma surra injusta que meu pai me deu. Fiquei puto com Júlia e proibi o celular por uma semana. Para minha surpresa, ela não se abalou com o castigo. Primeiro, fazia chantagem e se vitimizava:

— Você não acredita em mim mesmo, né?

Por mais que soubesse que estava certo, aquela situação me fazia sentir culpado. Porém, como dizia minha psicóloga: "criança precisa de limites", ou "se for ameaçar, cumpra, sustente". Ela só perguntou quando acabava o castigo e me exigiu o computador, argumentando que precisava fazer os deveres de casa. Agora estava assim: não pedia, simplesmente exigia. Vinha mudando o temperamento de modo gradual, transformando-se numa pessoa imperativa e ácida. Sempre puxando brigas. Parecia gostar de me provocar, me tirar do sério.

8.

PRIMEIROS CORTES

Finda a pandemia, voltamos para o nosso apartamento. A primeira coisa que fiz quando chegamos foi tirar a TV do quarto de Júlia. Televisão agora só na sala.

— Mas você tem uma no seu quarto — reclamou.

— Também vou tirar, filha. Só vamos usar agora a da sala — expliquei, tentando repetir o que havia feito em Búzios, sem muito êxito.

A escola era próxima de onde morávamos, e dava para levá-la a pé quase todos os dias. O percurso se mostrava uma oportunidade para me entrosar com as outras mães da sala. Eu sabia que, sendo homem e solteiro, isso podia causar receio nas mães das colegas de Júlia, sobretudo quando ela as convidasse para sair, passar o dia ou dormir lá em casa.

Eu havia comprado a casa de praia que alugara na pandemia e pedi que Júlia convidasse as colegas para passar algum fim de semana com a gente. Ela dizia que não tinha ninguém que quisesse levar ou enrolava em fazer o convite. Talvez, ao me aproximar das mães das colegas, eu conseguisse entrosá-la.

Um dos professores de Júlia se chamava Marcelo, e as crianças o adoravam. Era aquele tipo de professor--amigo, de que todos gostavam. Numa segunda-feira, quando deixava Júlia na escola, Marcelo me chamou para conversar.

— Tem um minutinho, pai?

— Claro, o que você manda?

— Sabe a Cláudia, mãe da Melissa?

Acenei com a cabeça que sim.

— Essa semana, ela me procurou, preocupada. A filha contou para ela que Júlia tem falado muito em envenenamento, em se vingar de outras crianças, e eu tive de chamá-la para conversar sobre isso…

Eu o interrompi, tentando entender:

— E o que ela disse?

— Júlia garantiu que Melissa entendeu errado. Disse que estava falando de um desenho a que assistiu — respondeu.

Marcelo tentou me tranquilizar e falou que Júlia era uma ótima menina, mas muito retraída.

— Eu até tento estimular a sua participação nas aulas, mas tem sido difícil. A pandemia afetou todos nós, sabe? Estamos começando a aprender a lidar com os prejuízos. Cada criança reage de uma forma.

Agradeci a preocupação e disse que desconfiava do que estaria acontecendo. Falei que já vinha notando que minha filha reproduzia na vida real muito do que assistia ou jogava. Às vezes, aparecia com uns termos ou até argumentos que não são comuns para uma criança nessa idade.

— Todas são assim — me interrompeu Marcelo, rindo.

Mais uma vez, agradeci e disse que iria conversar com ela para tentar entender o contexto.

Da escola para casa, caminhávamos por apenas 15 minutos. Costumávamos parar no café da esquina para que ela comesse um *croissant*, enquanto eu tomava um chocolate quente. No último mês, no entanto, ela disse que estava enjoada de comer *croissant* e pedia para eu tomar rápido meu chocolate quente, pois queria chegar logo em casa.

— Se você tá sem vontade, vamos direto para casa.

Diferentemente de mim, Júlia manteve o peso na pandemia. Na volta às aulas, porém, notei que ela vinha perdendo o apetite e estava mais magra. Fiquei atento para ver se aquilo era mesmo um problema ou apenas algo pontual. Quando chegamos à portaria do nosso prédio, falei da minha conversa com o professor. Ela repetiu a mesma versão:

— Eu tava falando de uma animação, pai. A Melissa entendeu errado. Não era nada disso.

— Você tirou essa história de envenenamento de Monster High, né?

Ela me olhou e gargalhou.

— Que é isso, pai? Eu não vejo mais isso, não. Você é muito *nubi*.

Eu também ri. Naquela idade, seis meses foram suficientes para ela deixar de adorar um desenho e passar a considerá-lo coisa de criança. Eu já estava acostumado a essas mudanças de opinião. Essa geração é assim mesmo.

Monster High é uma série que mistura o mundo dos monstros clássicos com uma pegada adolescente cheia de estilo. Os personagens são filhos de figuras icônicas de histórias de terror. Tem a Draculaura, filha do Conde Drácula, sempre vestida em tons de rosa e preto; a Frankie Stein, filha do monstro de Frankenstein, com apenas 15 dias de vida; e o Deuce Gorgon, filho da Medusa, que usa óculos escuros para evitar transformar os colegas em pedra. Vampiros, lobisomens, zumbis e múmias convivem em uma escola, lidando com problemas como amizades, paixonites e autoestima. Para Júlia, agora, aquilo se tornou infantil. Fiquei curioso em saber o que ela achava adequado para a idade.

Foi nessa época que comecei a perceber alguns ferimentos no corpo de Júlia, mas nunca pensei que ela se mutilasse; nem sequer desconfiei. "Foi uma queda" ou "esbarrei numa quina afiada na cantina", dizia, sempre que indagada sobre um ferimento. A mutilação nunca me passou pela cabeça.

Lembro-me, quando adolescente, de minha mãe contar que a irmã dela cortou os pulsos uma vez por causa de um namorado. Encontrou-a chorando e sangrando. Ela deu uma bronca na irmã e a levou escondida para dar pontos no hospital mais próximo. Não contaram para a minha avó, porque uma surra nas duas era o mais provável de acontecer: "Eu, por esconder, e sua tia, por ter feito essa besteira", explicou para mim. Duas adolescentes: minha mãe, 18; e minha tia, 16 anos. "Graças a Deus, ela tomou juízo e nunca mais fez aquele tipo de coisa", concluiu minha mãe.

Ao contrário de Júlia, minha tia tentara, de fato, suicídio. Os cortes foram profundos e, por pouco, não conseguiu chegar às veias do pulso. Já minha filha fazia algo mais calculado e objetivo. Pelo menos naquele momento, não queria realmente se matar.

❖

Comprei um barco assim que mudamos para o Rio. Passamos muitos domingos naquele marzão maravilhoso. Júlia amava passear de barco e mergulhar nas Ilhas Cagarras. Só que, depois da pandemia, começou a resistir em me acompanhar. Era uma luta para tirá-la de casa (acho que já repeti isso mais de uma dezena de vezes e vou continuar repetindo). Ela reclamava do sinal de celular durante os passeios. Naquele dia, no entanto, foi fácil convencê-la: instalei uma internet super-rápida e ela foi a primeira a se arrumar para embarcar.

Estávamos eu, Júlia, outras crianças, dois casais e uma amiga minha. Foi justamente essa amiga que percebeu que Júlia não tirava a camisa UV, nem mesmo para entrar no mar. Podia ser alguma inibição com o próprio corpo, pensou ela, mas ficou com aquilo na cabeça. À noite, ligou em casa e me contou o que vira durante o passeio: a todo momento, Júlia puxava a blusa para cobrir a parte debaixo do biquíni.

— Oi, Deco, desculpa te ligar a essa hora, mas preciso te falar uma coisa. Hoje, no barco, achei que vi uns cortes na perna da Júlia, perto da virilha — falou, sem rodeios.

Fiquei em silêncio por um momento, tentando processar.

— Como assim, cortes? De algum machucado?

— Não, não. Acho que ela está se cortando com alguma coisa — disse, mais cuidadosa. Depois, explicou que uma sobrinha também se cortava e foi isso que atiçou a sua atenção.

— Pode não ser nada, mas fiquei preocupada e decidi te ligar.

De tão atordoado, nem me lembro de como desliguei o telefone. Fui diretamente ao quarto de Júlia e a encontrei deitada, mexendo no celular.

— Filha, preciso falar com você.

— O que foi, pai? — perguntou, sem tirar os olhos da tela.

— Você está se cortando?

Júlia não negou e seguiu manipulando o aparelho. Constrangido, pedi que me mostrasse as pernas. Sem dar muita importância, levantou a lateral do pijama e mostrou os cortes. Fiquei chocado.

— Como você fez isso, minha filha?

— Não sei — era a sua resposta padrão quando ficava desconfortável. — Não me lembro, pai — arrematou.

9.

DEDOS QUEBRADOS

No fim daquele ano, decidi mudar Júlia de escola. Ela me pedira aos prantos, alegando que as colegas a chamavam de "sequinha estranha". Esse não era o primeiro episódio de *bullying* com a minha filha, que já havia me relatado outros acontecimentos. Porém, sempre que eu ameaçava interferir, recuava dizendo que já estava tudo bem.

Júlia tratava Dona Tereza como uma avó. Às vezes, eu chegava a sentir um pouco de ciúmes da relação próxima delas. Quando soube o que estava acontecendo com a "neta", ela ficou enfurecida.

— Só não vou na escola porque sou empregada — me disse com os olhos cheios de lágrimas.

Dona Tereza, no entanto, não deixou aquilo barato e foi atiçar a minha irmã mais nova, Helena, madrinha de Júlia. Helena tinha um temperamento mercurial e ficou com cólicas ao saber do *bullying* com a afilhada.

Sem que eu soubesse, as duas combinaram de buscar Júlia na escola. Foi uma confusão. Na saída do colégio, perguntaram quem estava atazanando a vida dela. Júlia apontou para uma ruivinha que acabara de entrar na *van* do transporte escolar.

— Oi, fofinha. Que mochila linda você tem! — disse minha irmã para a menina. Em seguida, pediu:

— Você pode descer da *van* para eu tirar uma foto da sua mochila? Quero dar uma de presente para minha afilhada.

Quando a criança desceu do carro, Helena cochichou baixinho em seu ouvido:

— É você que tá perseguindo a minha sobrinha, né? Pois, se você continuar com isso, eu vou quebrar todos os seus dedos, entendeu?

Eu estava alheio a toda aquela situação, quando o telefone tocou duas horas mais tarde: a mãe da criança, aos prantos, relatando o ocorrido.

— Além de dizer que ia quebrar os ossos, essa louca ainda chamou minha filha de "barata descascada" — bradou ao telefone.

Apesar de me desculpar pelo ocorrido e de me mostrar igualmente indignado, tive que morder a minha própria língua para não rir. Gargalhei por dentro ao imaginar Helena babando de raiva e chamando a ruivinha de "barata descascada". Disfarcei bem. Expliquei que aquilo era novidade para mim e que sou, em absoluto, contra esse tipo de atitude. Porém, não posso mentir: fiquei orgulhoso pela defesa exagerada.

Quando souberam que estávamos mudando de escola, as mães das outras meninas — que também faziam *bullying* com minha filha — telefonaram para se justificar. Queriam fazer um *"mea culpa"* e nos convencer a ficar. Todas jogaram a culpa na tal "barata descascada".

— Perguntei para minha filha e ela me disse que aquela menina é realmente terrível. Já falei com a Miriam, a mãe dela, mas ela não quer enxergar — me confidenciou uma dessas mães, tentando eximir a filha de responsabilidade.

"O inferno está cheio de inocentes", pensei. O *bullying* não vinha de uma garota isolada. Para ser aceito no grupo, você tinha a obrigação de atazanar a vida de quem ainda não pertencia a ele.

Há um fato curioso: os meninos resolvem suas diferenças no soco, mas, com as meninas, a coisa é diferente. Elas não precisam partir para a violência física para machucar de verdade. Em vez disso, os golpes vêm de onde mais dói: das amizades. Um boato aqui, uma frase venenosa ali, uma amiga que vira o rosto de repente... É um jogo sutil e, contudo, devastador; quase sempre, quem está de fora percebe tarde demais. Quando uma menina sente que está sendo colocada de escanteio, isso cria uma angústia que corrói por dentro. Se essa exclusão se torna constante, o impacto, na minha opinião, é mais destrutivo que qualquer agressão física.

Depois das ameaças de Helena, várias mães das agressoras me telefonaram, pedindo que não tirasse minha filha da escola. Todas solidárias e passando pano na atitude das filhas. É uma cegueira conveniente que, de modo geral, impede os pais de enxergarem quem seus filhos realmente são e de perceberem a crueldade instintiva, aquela que as crianças exercem sem filtros, em especial em bandos, quando a força coletiva transforma brincadeiras em atos de puro domínio e exclusão. Divaguei nesse pensamento, mas preferi ficar calado, fazendo de conta que acreditava naqueles pedidos de desculpas que, no fundo, se mostravam tão vazios quanto as promessas de mudança.

◈

A mudança de colégio foi complicada, pois Júlia estudava numa escola panamericana e o calendário era invertido. Quando da mudança, em outubro, o ano letivo estava no começo e ela teve de entrar numa escola brasileira que estava no fim da terceira unidade. Apesar de tudo, parecia estar muito feliz.

— Vou ser outra pessoa, vou ser "popularzona".

E foi o que aconteceu no começo. Fez novas amigas, grupos de WhatsApp e até começou a fazer os deveres de casa. No colégio não bilíngue, ela se destacava nas aulas de inglês e começou a gostar de ser o centro das atenções.

— Você sabia que eu fui a única escolhida de todo o oitavo ano para fazer o exame de Cambridge? — contou-me, toda feliz.

Diferentemente da escola americana que, em sua origem, era uma cooperativa de pais, a nova escola tinha dono, ou melhor, um grupo de seis antigas professoras que, três décadas atrás, resolveram ter seu próprio colégio. Elas, portanto, zelavam pela reputação do seu patrimônio. Já a panamericana era dirigida por um *headmaster* estrangeiro. Depois de seu mandato, ele seguia para outro país, sem nenhuma preocupação com o que deixou para trás.

Para a nossa tristeza, todavia, depois da empolgação inicial, Júlia deixou de ser novidade e passou a ter a atenção dividida com as demais colegas. Acho que ela não soube lidar com essa mudança, essa nova situação.

◈

Decidi também mudar a psicóloga de Júlia. O tratamento com Marcela já não me parecia apresentar nenhum tipo de evolução. Um amigo, cuja filha tinha síndrome do pânico, indicou-me uma psicóloga e uma psiquiatra especialistas em adolescentes que se mutilam. Júlia nunca se abriu sobre a automutilação, nem comigo nem com Marcela. A cada pergunta, respondia com um desinteressado "não sei" ou "não lembro".

Nunca explicou por que fazia aquilo, nem o que sentia ou o que significavam as letras que, às vezes, deixava gravadas na pele. O máximo que falava era que convivia com um vazio muito grande desde muito pequena. Acho que falava isso com o intuito de encerrar a conversa ou queria nos apontar alguma pista verossímil para que pudéssemos entendê-la um pouco. Por certo, sabia que nós associaríamos aquele sentimento de vazio à perda da mãe, ocorrida tão cedo.

A mudança de psicóloga foi um grande avanço. Ela pediu uma sessão conjunta conosco e, no consultório, começou tratando minha filha como uma adolescente e não mais como uma criança. Funcionou. Para minha surpresa, Júlia saiu tagarelando. Foi bom e ruim ao mesmo tempo. Fiquei feliz e também aterrorizado com o que ela revelou naquela primeira sessão.

— Eu já penso em me matar desde os oito anos. Penso nisso quase todos os dias.

Aquilo tudo saindo da boca de uma menina de 13 anos — e minha filha! — me chocou; acredito que chocaria qualquer pessoa. Ninguém está preparado para ouvir isso de outro ser humano, muito menos de um filho ou filha. Tive pesadelos durante muito tempo.

10.

PRIMEIRA TENTATIVA

Doutora Ana Luísa, uma referência brasileira em psiquiatria de infância e adolescência, morava, para nossa sorte, no Rio. Paulista, transferiu-se para a Faculdade de Medicina da Universidade Federal do Rio de Janeiro (UFRJ) por causa de um namorado carioca. Amou a cidade assim que chegou. O namoro, infelizmente, durou pouco tempo. Chateada, assim que se formou, resolveu deixar o Rio por ora. Foi a única da turma que escolheu Psiquiatria, a contragosto da família, que queria algo mais "sério e rentável", como dizia o pai. Além disso, o pai perguntava se ela queria "desperdiçar a vida cuidando de maluco". Sim, queria!

A melhor residência em Psiquiatria do país ficava em Porto Alegre: a Fundação Federal de Ciências Médicas. Deixou o ex e partiu para o Rio Grande do Sul. Lá viveu por dois anos, depois voltou para São Paulo e especializou-se em Psiquiatria da Infância e

Adolescência na Universidade de São Paulo (USP). Em seguida, mais um ano no superprestigiado Maudsley Hospital do King's College, em Londres. Ufa! Ao todo, foram 11 anos de estudos.

Com aquele currículo, ela poderia trabalhar no lugar que quisesse. Escolheu voltar para o Rio de Janeiro. Eu nunca soube do motivo que a fizera voltar; só agradeci a sorte de ter uma profissional tão bem qualificada para cuidar da minha filha. Doutora Ana Luísa mudou as nossas vidas.

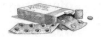

Júlia já se mutilava havia algum tempo quando tentei marcar a primeira consulta com a médica. Não consegui, pois só tinha agenda para dali a quatro meses. Naquela época, minha filha ainda não tinha tentado suicídio, mas já passara por alguma coisa aparentemente similar.

Uma noite, sem que eu visse, tomou uma cartela inteira de Dramin. Acordou sonolenta, sem querer ir para a escola. Ela já conhecia o remédio, pois usávamos quando saíamos de barco, para combater o enjoo. Júlia sabia que, como efeito colateral, teria uma leve sonolência.

— Mas por que uma cartela toda, minha filha?

Ela não respondeu.

Eu já estava indo pegar a chave do carro para levá-la ao hospital, quando Dona Tereza me chamou num canto e disse:

— Doutor Deco, ela só deve ter tomado, no máximo, três comprimidos. Tenho certeza de que não tinha mais do que isso na cartela.

— Hum, será que tá fingindo, Dona Tereza? Com coisa séria assim?

— Eu acho que tá, mas não brigue com minha menina, não — pediu, referindo-se a Júlia da mesma forma que a mãe fazia.

Por via das dúvidas, liguei para um amigo médico e contei o acontecido. Segundo ele, caso ela tivesse tomado uma cartela inteira, eu teria percebido. Ela estaria muito confusa e não só com muito sono.

— Essa menina não tá dando uma de migué para filar aula, não? — perguntou. Ainda brincou: — Menos mal ter uma filha malandra do que suicida.

"Que senso de humor filho da puta tem esse sujeito", pensei, antes de desligar o telefone.

❖

Fiquei mais aborrecido do que preocupado com a história do Dramin. Havia descoberto apenas os primeiros cortes de Júlia e achei que aquilo tinha ficado no passado. Minha maior preocupação àquela altura era sua vida escolar, que estava um inferno. Só em Matemática, deixou de fazer 36 deveres de casa e conseguiu a proeza de tirar um 0,3 numa prova que valia 10.

Eu castigava, brigava, aconselhava... Tentei de tudo. Ela não reagia e ficava em silêncio, só me olhando ou respondendo com o clássico "Não sei, não lembro". Quando eu tirava o celular e o computador, ia dormir sem dizer uma palavra.

Esperta, Júlia sabia que tinha um tratamento especial na nova escola e aproveitava o *status* de "vítima de *bullying* que chegou no fim do ano". Eu percebi isso e me reuni com a psicopedagoga do colégio, a professora Luciana, para tentar reverter essa situação.

— Claro que vamos dar mais prazo, ajudar e tratá-la de forma especial, em virtude de tudo pelo que passou, de chegar aqui faltando apenas uma unidade para acabar o ano, vinda de uma escola que estava começando o calendário... É difícil, muito difícil. Eu só peço que ela não venha a saber disso, senão, o senhor sabe, né? Vai abusar.

Sim, eu sabia. Balancei a cabeça positivamente em resposta.

Na segunda-feira, começariam as conferências individuais e combinamos como abordaríamos a conversa com ela. Cada estudante teria cinco minutos de videochamada com o professor e o responsável para discutir o progresso ao longo daquela unidade. Avisei à minha filha que sua primeira conferência seria às 13h05. Ela não me disse nada, mas percebi que ficou meio tensa durante todo o fim de semana. Não sei o que se passava na cabeça de Júlia. Entretanto, para a psicóloga, ela relatou que tinha medo das minhas broncas; eu custava a acreditar. "Se tinha tanto medo, por que continuava fazendo as mesmas coisas?", eu me questionava.

O fato é que a achei muito ansiosa para a reunião da segunda. A escola entrara em recesso e o dia era todo dedicado às conferências *on-line*. Naquele dia, saí de casa cedo e ela já estava acordada e usando o computador. Relembrei Júlia do compromisso e avisei à Dona Tereza que não almoçaria em casa.

Voltei em cima da hora, chateado por não gostar de fazer as coisas às pressas. Bati à porta do quarto dela para avisar que ia *logar* o *notebook* e que ela poderia vir em cinco minutos. Júlia entreabriu a porta, eufórica, de calça *jeans* e toda maquiada. Estranhei por duas razões. Primeiro, o *jeans*, que detestava vestir; depois, aquela euforia fora de hora. Intuí que tinha alguma coisa errada, mas, na pressa de preparar o computador e não atrasar, fui correndo para o meu quarto. Atrasei apenas um minuto.

O professor de Matemática brincou, observando que o pequeno atraso significou a perda de 20% do tempo total da reunião. Ri, pedi desculpas, gritei à minha filha para vir sentar-se do meu lado.

Ela não respondeu. Mais uma vez, pedi desculpas e fui ao quarto de Júlia para ver o motivo do atraso. Abri a porta, chamei, nenhuma resposta. Olhei para a direita, em direção ao banheiro com a porta aberta; ninguém. Fui para a sala, gritei de novo. Nada. Naquela hora, tive um mau pressentimento e me bateu um desespero. Corri para o quarto.

Júlia estava caída num canto que meus olhos não alcançaram antes. De bruços, parecia desacordada. Dona Tereza, logo atrás de mim, começou a gritar e a chorar. Pus a mão no pescoço e verifiquei a pulsação. "Minha filha, minha filha", chamei. Seus olhos permaneceram fechados. Confesso que até hoje não consigo me lembrar do que senti quando vi aquela cena. Porém, me recordo perfeitamente do que fiz em seguida: voei para o computador do meu quarto e falei: "Júlia fez uma bobagem aqui. Vou ter que desligar", disse, afobado.

O professor deve ter pensado que sou maluco. Não sei se naquele momento, mas é provável que tenha se perguntado dias depois se eu era normal, quando soube do ocorrido. Como um pai deixa a filha desmaiada no chão para encerrar uma reunião? Tudo deve ter durado uns 30 segundos, e confesso que não sei o que deu em mim.

De volta ao quarto, pude raciocinar e ver a cena completa. O chão estava melado de sangue, só que de um jeito estranho, espalhado e em pouca quantidade. Os braços tinham cortes superficiais. Comecei a levantá-la e percebi que o cabo do *notebook* estava enrolado em seu pescoço. Olhei para cima e vi o lustre destruído, arrancado, com apenas o fio e a lâmpada pendurados no teto.

— Você quis se matar, minha menina?! Faz isso não, faz isso não! — gritou Dona Tereza.

Júlia começou a abrir os olhos com calma, como se estivesse sonolenta. Perguntei se estava bem, ela respondeu baixinho que sim. Liguei de imediato para doutora Ana Luísa, que, graças a Deus, atendeu. Apesar de ter sido agendada a consulta para dois meses adiante, a médica já havia batido um longo papo comigo pelo telefone, a pedido daquele amigo que a tinha indicado. Contei o acontecido e a psiquiatra me cortou:

— Leve-a imediatamente para a emergência. O importante agora é checar o quadro clínico dela e ver se está fora de perigo. Vá me mandando mensagens, que eu respondo.

No hospital, Júlia limitou-se a me contar os fatos, sem explicar os motivos. Cortou os braços com um estilete que trouxera da escola, amarrou o cabo do computador no lustre, no pescoço, e se jogou da cama. É claro — observação minha e não dela — que a fonte do carregador se desconectou do cabo e o enforcamento não foi concretizado. Tudo muito inverossímil.

Verdade ou não, passamos dois dias na UTI do hospital, seguindo todo aquele protocolo para vítimas de tentativa de suicídio. O psiquiatra e a psicóloga da emergência foram excelentes. Júlia saiu de lá tomando 20 mg de Amytril, para dormir; 200 mg de Sertralina, conhecido antidepressivo; e 30 mg de Aristab, para conter o impulso. Tive que assinar um termo de responsabilidade e fui aconselhado a ficar de olho aberto.

Coloquei um colchão no quarto da minha filha e passei a dormir com ela. Tirei as chaves do banheiro, do quarto, e instalei câmeras em todos os cômodos do apartamento. Dona Tereza e eu entramos num estado de vigília estressante e que deixou Júlia bastante irritada e agressiva. Foram dias muito difíceis.

❖

Só fui relaxar uma semana depois, quando, enfim, a doutora Ana Luísa conseguiu um espaço na agenda para nos atender. Entramos juntos no consultório e relembrei o que havia acontecido. Quando terminei o meu relato, ela perguntou se Júlia tinha algo a acrescentar e pediu para eu aguardar do lado de fora. Durou mais 50 minutos a consulta. Na sequência, foi a minha vez de ficar sozinho com a médica.

Comecei agradecendo toda a ajuda no dia da tentativa de suicídio, sobretudo pelo fato de que Júlia ainda não era paciente dela. Em seguida, fui direto ao ponto:

— A senhora não acha que foi tudo encenado? O cabo soltou, mas teve força suficiente para fazer desabar todo o lustre, só que não deixou nenhuma marca no pescoço.

Segui elencando, por ordem, as minhas estranhezas:

1) desabou no chão e não ficou nenhum hematoma;
2) o sangue parecia espalhado com as mãos, não tinha vestígio de gotas no piso. Para mim, ela montou toda a cena;
3) puxou o lustre com as mãos, espalhou o sangue no chão e eu desconfio que nem seja sangue e, sim, um batom que minha mãe trouxe do Marrocos e deu para ela.

— Infelizmente, Dona Tereza limpou tudo, senão eu ia colher uma amostra pra tirar a prova se era sangue de verdade — lembrei.

Nesse momento, doutora Ana Luísa me interrompeu com calma e disse:

— A verdade a gente nunca vai saber, não é? E eu tenho a certeza de que, se você falar isso para ela, sua filha vai reagir muito mal. Não é hora de duvidar dela. A tentativa ou a simulação de tentativa é grave da mesma forma. É uma sinalização, um pedido de ajuda, e nós temos que ajudá-la.

11.

SELF-HARM TRACKER

A gente volta de um trauma desses cheio de esperança de que a vida volte ao normal. É tudo tão inacreditável, que parece mais fácil acreditar nisso. Júlia passou a ter duas sessões de terapia por semana. A doutora Ana Luísa foi categórica: a vigilância precisava ser severa.

— Não sei se você percebeu... Ela está numa crescente — apontou. — Todo dia bota um novo tijolinho... Teve a descoberta da mutilação, depois a "overdose" de Dramin e agora o fio do computador no pescoço. Isso é um alerta.

Perguntei à médica se ela achava que Júlia queria se matar.

— Não — respondeu, sem hesitação.

Senti um alívio momentâneo, interrompido pela frase seguinte:

— Eu intuo que não queira se matar, mas não podemos pagar para ver, não é? O nosso foco agora é demonstrar a ela que estamos atentos e vigilantes.

Doutora Ana Luísa explicou que o monitoramento seria mais para ela perceber a importância que estávamos dando ao que ela estava vivendo.

— Até porque, no fundo, no fundo, ninguém consegue impedir que o outro se mate. Uma hora, na primeira oportunidade, a pessoa vai lá e consegue. Teve uma paciente minha que se enforcou no quarto do hospital — contou, para o meu desespero.

◈

Uma semana após a internação, Júlia voltou às aulas. Antes, fui à escola e relatei o ocorrido para a professora Luciana. Recebi total apoio e acolhimento. Combinamos que ela não entraria em detalhes com os demais professores, mas, em linhas gerais, alertaria e pediria que todos ficassem atentos. Aconselhei Júlia a não contar nada para as colegas. Tinha medo de que ela ficasse estigmatizada. Para disfarçar os cortes, sugeri que fosse de casaco. Apesar do calor da cidade, o ar-condicionado gelava a sala de aula e alguns alunos costumavam vestir agasalhos. Para facilitar o disfarce, naquela semana chovia, e a roupa não causaria estranheza.

O problema é que minha filha queria alardear o ocorrido, ao menos em relação aos cortes. E, quando fui buscá-la na escola, entrou no meu carro já sem o casaco, que tirou na aula de educação física, e preferiu não voltar a vestir. Rindo, contou-me que uma criancinha da 4ª série perguntou sobre o que seria aquilo no braço, ao que respondeu que nascera assim. Decidiu contar a verdade para algumas colegas, escondendo a tentativa de enforcamento e os dias internados na UTI. Limitou-se a falar dos cortes e do sentimento de vazio que a levou a fazer aquilo. Tudo dito na maior felicidade, em tom radiante.

— Meninas que mal falavam comigo vieram me dar apoio, meu pai. Elas gostam mesmo de mim e ficaram bastante preocupadas — disse no caminho de volta para casa.

Eu não quis cortar a alegria dela e fingi um sorriso de felicidade. Porém, a verdade é que estava bastante preocupado. Além da boataria usual em uma escola, preocupava-me a reação dos pais quando soubessem da automutilação daquela aluna novata. Por certo, muitos não iam querer que os filhos andassem com Júlia. Eu, no lugar deles, também não ia querer.

Naquela época, eu não sabia da existência de Lulz, Discord, panelas e servidores sem monitoramento. Intuía, no entanto, que seria preciso retirar o computador, o celular, e conduzir minha filha para uma vida fora do quarto. Minha preocupação era a sua reação com essa proibição ou restrição. Eu morria de medo que ela voltasse a se cortar, como retaliação. Esse medo só foi aumentando e me paralisando.

Júlia chorava, gritava e ficava cada vez mais agressiva quando eu a proibia de jogar o dia todo. Nossa relação se deteriorava em grande velocidade. Eu já não a reconhecia. Na hora da raiva, me falava coisas horrorosas:

— Você acha que sou assim porque eu quero? — berrava enquanto chorava e emendava: — Você não é e nunca vai ficar no lugar da minha mãe.

Essa última frase me deixava arrasado. Não pela frase em si, muito comum em brigas de pais e filhos; o que mais doía era perceber que ela sabia do meu sofrimento e fazia questão de me atingir repetidas e repetidas vezes. Dessa forma, manipulava as minhas emoções, trabalhando com meu medo e sentimento de culpa. Assim, sempre dava um jeito de conseguir o que queria.

O máximo que alcancei, naquela época, foi passar a olhar mais detalhadamente o conteúdo do seu telefone. Sentia-me invasivo, mas validado tanto pela psicóloga quanto pela psiquiatra. Descobri a existência de dois aplicativos que registravam há quantos dias ela estava sem se cortar. Esses aplicativos faziam parte de um conjunto conhecido como rastreadores de autoagressão (*self-harm trackers*).

Ela parecia usar mais o *I Am Sober*, voltado ao acompanhamento da sobriedade em diferentes vícios e comportamentos compulsivos. Além de um contador de dias, enviava lembretes motivacionais e permitia registrar pequenas reflexões diárias. Abri uma das anotações e li:

— Meu pai tá me enchendo o saco. Agora só vou me cortar em lugar que ele não veja.

Ela também tinha baixado o *Calm Urge*, mais específico para automutilação. Além de registrar o tempo sem recaídas, oferecia estratégias para lidar com os impulsos, como exercícios de respiração e formas de distração. Também permitia monitorar emoções e identificar gatilhos. A contagem marcava 15 dias sem se cortar.

Se antes, logo após o fim da pandemia, Júlia costumava me ligar da escola dizendo que estava com dor de cabeça ou enjoada, desculpas para sair mais cedo e cabular aula, agora tinha mudado de estratégia, ficando muito mais dramática.

— Pai, vem me buscar! Eu quero me cortar, vem me buscar! — ligava aos prantos.

Eu largava tudo, aterrorizado, e corria para a escola. Pouco tempo depois, sentia-me o maior idiota do mundo. Assim que chegávamos em casa, o drama acabava e lá ia ela para o celular. Eu ficava ali, impotente, imerso na sensação de ser manipulado, mas sem ter coragem de pagar para ver. O fato é que minha vigilância constante causava uma grande irritação em Júlia e estressava ainda mais nossa relação.

Com Dona Tereza, revezava as noites no quarto de Júlia, que agora tinha uma câmera instalada. Para poder dormir mais relaxado, trancava a porta e escondia a chave debaixo do colchão. Assim, ela não poderia sair do quarto sem me acordar. Tirei também as chaves das portas. Aquilo tudo foi se transformando num ambiente opressivo e enfurecendo minha filha. Era um custo alto, porém necessário, pela tentativa de suicídio. Se Júlia demorasse muito no banheiro, eu batia à porta:

— Tá fazendo o que aí? Não adianta ficar com raiva, porque é você quem está me forçando a agir desse jeito.

Pelo barulho do chuveiro, eu percebia que ela não estava embaixo d'água — e aquilo me deixava desesperado. Forçava a porta para ver o que estava acontecendo, e ela segurava com o pé, tentando impedir minha entrada. Imagine a cena: minha filha nua, sentada em cima da tampa do vaso, com o chuveiro ligado; eu tentando abrir a porta e ela, furiosa, chutando com os dois pés de volta, entre muitos gritos e choro, algo, ao mesmo tempo, tenso e constrangedor — talvez mais para mim do que para ela.

Sentia-me péssimo, invasivo, como se estivesse quebrando a confiança que, na verdade, nem sabia se existia ainda. A crise entre nós tornou-se insuportável. A cada tentativa de controlar a situação, eu ia me sentindo mais afastado dela.

Além de chocar, aquele comportamento me irritava profundamente. Júlia parecia uma viciada em crise de abstinência — e, de fato, era. Comportamento igual, só a droga mudava: o celular, o computador.

Eu nunca havia encostado um dedo na minha filha. Nunca. Mas naquele dia, quando ela tentou arrancar o telefone da minha mão, alguma coisa aconteceu dentro de mim. Segurei firme o aparelho e pedi que saísse do meu quarto. Júlia fincou os pés no chão, encarando-me com desafio.

— Não vou sair! — gritou.

Minha paciência, já desgastada, foi para o espaço. O som do tapa ressoou antes mesmo de eu processar o que tinha feito. Por sorte, bati no braço, não no rosto. Um estalo seco, um choque mudo entre nós dois. Júlia arregalou os olhos. Não parecia só assustada; havia algo mais ali, um traço de surpresa, talvez até de alívio, como se, enfim, eu estivesse reagindo a algo. Parecia que ansiava por isso havia muito tempo. Não sei. O que sei com certeza é que a culpa veio rápido, queimando em mim muito mais do que o próprio estalo do tapa. Seu choro explodiu no quarto. Vieram os gritos, a raiva dela misturada à minha — e o arrependimento. Mais tarde, quando o silêncio finalmente se instalou entre nós, tentei encontrar as palavras.

— Você acha que isso me deixa feliz? — minha voz saiu mais baixa do que eu esperava.

Ela continuava ali, fungando, os olhos vermelhos.

— Me sinto péssimo, Júlia. Mas tudo tem um limite. A gente precisa respeitar alguma coisa. Os pais, os professores... Ou, em último caso, a polícia.

Ela me olhava com cara de raiva.

— E você não respeita ninguém — continuei. — Por mais estranho que pareça, fiz isso porque amo você.

Júlia não disse nada. Apenas me observou, como se tentasse digerir aquelas palavras. Eu também tentava.

12.

FISSURA

Não me entendam mal, não quero aqui fazer nenhuma apologia à violência. Contudo, o fato é que Júlia mudou demais o comportamento nas duas semanas seguintes. Pela primeira vez, em meses, eu via minha filha menos explosiva, menos afiada nas palavras. A guerra constante entre nós parecia ter esfriado. Contei isso para a minha psicóloga, sem esconder o alívio que sentia. O tapa, claro, foi um limite imposto, um freio numa escalada que parecia sem controle.

Minha analista tentou conter o meu otimismo e lembrou-me de que "o comportamento não é uma linha reta previsível". Haverá avanços e recuos, e eu precisava estar preparado para não me frustrar. E a verdade é que eu não estava preparado — e desconfio que nenhum pai esteja. Quando eu imaginava que o pior havia passado, Júlia chegou da escola com os braços cortados de forma superficial. Eu me desesperava e chorava de tristeza, escondido dela.

— Poxa, minha filha! — eu lamentava.

Ela, sem cerimônia, respondia, com aparente satisfação, que eram apenas *baby cuts*, feitos com a lâmina de um apontador de lápis.

— Relaxa, pai, são *baby cuts*, muito superficiais. Não passei da primeira camada da epiderme.

O relato deixava transparecer que havia um estudo em cima da mutilação. Ela mencionava termos técnicos, descrevendo as camadas da pele atingidas, como quem repete algo aprendido em um manual. Sem dúvida, um vocabulário estranho para uma adolescente que, em tese, deveria estar apenas reagindo a um impulso emocional.

Em outra ocasião, a enfermeira da escola me ligou bastante apreensiva. Os cortes daquela vez tinham sido bem mais profundos. Júlia já chegou à enfermaria dizendo que a lâmina havia atingido três camadas da pele. Mais: detalhou a extensão, a profundidade, os possíveis riscos. Disse que havia parado antes de atingir a hipoderme, como se tivesse calculado aquilo.

Ficava cada vez mais claro que ela gostava de toda aquela atenção, evidenciada pela comoção da escola, preocupação dos professores e consolo das colegas. Enquanto a enfermeira relatava os acontecimentos, eu me perguntava até que ponto aquilo tudo fazia parte de uma estratégia que Júlia vinha construindo.

Não se tratava, simplesmente, de um ato de desespero momentâneo. Havia um método, uma observação cuidadosa sobre as reações dos outros, uma experimentação quase acadêmica do que significava se mutilar. Quando, mais tarde, conversamos, ela usou termos que reforçaram essa impressão. Falava sobre a dor em uma escala mensurável, dos diferentes tipos de lâmina e seus efeitos e dos tempos de cicatrização, a depender da profundidade do corte. Não havia nenhum traço de arrependimento, apenas a exposição de um processo. Aquilo me assustava e me comovia mais do que qualquer ferimento visível.

Essa rotina de altos e baixos durou o ano inteiro, sem trégua. Momentos de aparente calmaria se transformavam logo em novos episódios de turbulência. Períodos de relativa paz eram curtos, quase inexistentes. Cada melhora trazia consigo a sombra de um retrocesso vindouro. E, então, chegamos ao episódio que abriu este livro: a noite em que Júlia me chamou no quarto e pediu, entre soluços: "Pai, eu surtei. Me interna, eu surtei. Preciso ser internada!".

Pernas e braços cortados, lágrimas misturadas ao rímel escorrendo pelo rosto, a pia cheia de sangue coagulado... Foi a segunda vez que precisei levá-la ao hospital, um *déjà vu* desesperador. O mesmo protocolo, a mesma sala de emergência, as mesmas perguntas médicas. Eu não podia mais aceitar aquele ciclo. Tinha que fazer algo.

◈

Foi nesse momento que descobri o submundo do Discord, das panelas, do lulz e as conversas, os desafios e as ordens absurdas que minha filha seguia. Uma realidade paralela de violência psicológica e manipulação, em que a dor se transformava em espetáculo.

Não haveria mais celular, não haveria mais computador. Nada. Cortei o acesso dela àquele universo, de maneira definitiva. Não podia permitir que as coisas continuassem assim. Júlia, claro, reagiu. Chorou, gritou, ameaçou, mas eu estava decidido. Não se tratava mais de uma guerra travada entre nós dois e, sim, contra algo muito maior, que eu não poderia controlar caso continuasse permitindo que ela estivesse imersa naquilo.

❖

Como já disse na apresentação, o objetivo deste livro é alertar e orientar outros pais e mães a não cometerem os erros que cometi. É uma espécie de manual contra os perigos da vida digital a que nossos filhos estão expostos. Se tiver que dar apenas um conselho, é: não flexibilize, não volte atrás nas proibições — um erro que cometi repetidas vezes.

Duas semanas depois de tirar celular e computador da vida de Júlia, cedi aos apelos dela para que liberasse jogar Roblox no meu computador.

— Eu jogo do seu lado, meu pai. Você pode ficar me vigiando. Não é nada demais — pediu.

E eu aprendi que não existe meio-termo nesse tipo de vício, de situação. Eu estava deitado na cama, lendo, enquanto ela ocupava a poltrona do quarto, usando meu computador. De repente, ouvi o som inconfundível de um vídeo do TikTok: um áudio acelerado, uma música irritante. Levantei os olhos na hora.

— O que foi isso? — perguntei, já sabendo a resposta.

Ela abaixou o volume rápido, tentando disfarçar.

— Nada, pai. Foi sem querer. Tava aberto aqui na tela.

Tentei deixar para lá a desculpa automática. Só que, meia hora depois, meu telefone vibrou: SMS. Peguei o aparelho para ver e tomei um susto diante da notificação: uma compra de R$ 1.200,00 no Roblox.

— Você tá ficando maluca?! — gritei, com raiva.

Júlia tinha entrado em um transe, uma fissura. Ela não estava só jogando, mas comprando *skins*, descontrolada, gastando meu dinheiro. Para quem não conhece, fazer *skin*, no contexto dos jogos, significa personalizar um avatar comprando ou criando visuais exclusivos. *Skins* são basicamente roupas, acessórios, cabelos e até animações que modificam a aparência dos personagens dentro do jogo. Não mudam nada na jogabilidade, não deixam o jogador melhor ou pior. São apenas mudanças visuais.

O que me chocou nesse episódio não foi o dinheiro gasto, mas ela ter feito aquilo na minha frente, sem nem sequer tentar esconder. Júlia sabia que a notificação de tudo o que eu comprava era automática, por SMS, e que eu tinha o hábito de checar esses gastos. Então, por que ela fez aquilo? O que ela queria me mostrar?

Será que essa fissura foi um descontrole momentâneo ou algo premeditado? Um grito de socorro silencioso, um pedido desesperado, como quem diz: "Tire isso da minha mão urgente e me ajuda, pai". Seria?

Quando penso nisso, percebo que o vício digital se assemelha muito a outros vícios. No alcoolismo, por exemplo, não há só um golinho. Você jamais permitiria que um filho seu bebesse um pouquinho, socialmente, sobretudo se tivesse uma história de alcoolismo envolvida. No vício digital, a lógica me parece a mesma. Não existe controle parcial. Tem que cortar tudo mesmo e pronto. Por infelicidade, esse é o único caminho correto. Hoje, estou convencido disso.

◈

A proibição total deu resultado. No começo, houve uma briga muito grande. Entretanto, à medida que as semanas passavam, ela ia diminuindo as cobranças de voltar ao ambiente digital. Júlia foi ficando mais sociável e, cada vez mais, me pedia menos o celular. Sempre atenta, Dona Tereza comemorou a mudança.

— O senhor viu que ela não se corta mais? Antes, eu vasculhava os lençóis e sempre tinha umas gotinhas de sangue. Toda semana. Agora, não tem mais isso. Glória a Deus!

Eu também estava muito feliz e, numa manhã de domingo, durante o café, quis compartilhar aquele sentimento com minha filha.

— Estou feliz, Ju. Acho que o pior já passou. Dá para ver que você deixou aquilo tudo para trás.

Ela parou de beliscar o pão e me encarou.

— Você está enganado, pai.

— Como assim? — perguntei.

— Não adianta. Eu vou me matar.

— Que conversa é essa, Júlia?

— É fácil — continuou, a voz firme, sem drama. — Você pode esconder as facas, os fios. Mas e a rede da janela? Eu arranco e me jogo.

Fiquei parado, olhando para ela. O que senti não foi medo, mas, sim, uma raiva absurda, um misto de injustiça e decepção. Eu tinha mudado toda a minha vida para cuidar daquela menina e ela me pagava com ameaças. Sei que pode soar insensível, talvez até cruel... Só que foi exatamente assim que me senti naquela manhã.

Devo confessar: nunca acreditei que Júlia tentara se enforcar de verdade com o cabo do computador. Nem os cortes, por mais profundos que fossem, me pareciam autênticos. Sim, ela se cortava — um fato. Porém, tudo parecia ensaiado, como se quisesse provar para o mundo que era doente, que tinha problemas. Eu via tudo aquilo como um grande desafio, uma provocação constante, uma brincadeira perversa que me colocava à prova o tempo todo. E o pior: me controlava.

— Sim, você tem razão. Não digo que ela faça tudo conscientemente, mas é, com certeza, uma forma de lhe controlar, de lhe colocar sempre vigilante — explicou minha terapeuta, dias depois.

Voltemos à ameaça de Júlia naquela manhã:

— Você tem ideia da gravidade do que está dizendo? — perguntei.

— Tenho — respondeu, desafiadora.

— Então, faz o seguinte: grava um áudio aqui no meu celular. Vamos mandar para a doutora Ana Luísa agora.

Sem pestanejar, Júlia pegou o aparelho, apertou o botão de gravação:

— Oi, doutora Ana Luísa, eu sei que vou te ver depois de amanhã, mas, tipo, eu preciso falar isso, porque eu já tenho pensado nisso já faz muito tempo e, tipo, eu sinto que eu deveria ser internada, porque eu tenho esse sentimento de que uma hora eu vou tentar me matar e EU VOU CONSEGUIR — disse, frisando a parte final do áudio.

Eu olhava aquela cena mais revoltado do que chocado. Ela prosseguiu na gravação:

— Eu posso rasgar só a rede da minha janela e me jogar. Então, tipo, eu sinto que eu preciso ser internada e EU QUERO SER INTERNADA.

Mandei a mensagem para a psiquiatra às 10h15. Abaixo, digitei: "Áudio de Júlia, conversa muito dura". Duas horas depois, a médica respondeu: "Conversamos sobre isso na terça-feira".

13.

REVISTA ÍNTIMA

Evitei voltar a falar sobre o desejo de internação de Júlia naquele resto de domingo. Terminamos o café da manhã calados e passei a noite toda remoendo o assunto na minha cabeça. Na segunda-feira, cedo, consegui um horário extra com minha terapeuta; precisava desabafar, estava transtornado. Expliquei tudo a ela, com a indignação transbordando em cada palavra.

— Ela veio me dizer que iria se matar e que a única forma de evitar isso era a internação — contei, esperando a validação da minha analista, talvez até um conselho sobre como desmontar aquele teatro. A resposta dela, contudo, veio em outro tom:

— Você já parou para pensar que querer ser doente... também é uma doença?

Fiquei em silêncio. Ela continuou:

— Um desejo tão intenso de se sentir doente, a ponto de pedir para ser internada... Não é apenas manipulação ou drama. É um sintoma. Algo está doendo, de verdade.

Saí da sessão um pouco mais calmo. Não que a raiva tivesse desaparecido, mas havia espaço para outra coisa agora. Minha calma não durou muito. Eu podia até ter uma dúvida racional, mas meu emocional continuava na mesma. Para mim, o desejo de Júlia em querer ser doente me revoltava e me incomodava no fundo da alma. E foi com esse sentimento que a levei, na terça--feira, para a consulta com a doutora Ana Luísa.

No fundo, eu tinha o desejo de desmascará-la, certo de que, na frente da psiquiatra, ela recuaria. Para mim, aquilo se tratava de um blefe, uma ameaça velada, um jogo psicológico que Júlia sabia jogar bem.

Como de costume, doutora Ana Luísa pediu que ela entrasse antes. Aguardei na recepção por 39 longos minutos até me juntar às duas no consultório. A médica começou falando que Júlia havia contado o que sentia e de seu desejo de ser internada. Explicou que ela não recomendava esse tipo de conduta, pois uma clínica psiquiátrica serve a outros propósitos, e a doutora achava que nada agregaria ao tratamento.

— Eu vejo você numa evolução em comparação à nossa última consulta. Claro que temos altos e baixos, mas isso não deve ser tratado com uma internação — explicou, olhando para a minha filha.

A médica explicou que a internação é uma medida muito extrema e não há garantia de melhora, especialmente no quadro dela.

— É mais um lugar para acalmar e abaixar a temperatura de algum episódio, e esse não é o nosso caso.

Pensando em assustar Júlia, pedi que doutora Ana Luísa falasse sobre a rotina de uma clínica e as restrições impostas.

— Pode usar celular, doutora? — fiz uma pergunta retórica, prontamente retrucada por Júlia.

— Eu sei que não pode, meu pai. E eu já tô sem celular e computador mesmo — respondeu como quem adivinhava minha intenção.

Ana Luísa, então, começou a detalhar a rotina da clínica, num tom paciente, mas objetivo. Explicou que não havia visitas frequentes, nem qualquer contato com o mundo exterior; tudo era supervisionado.

O dia começava cedo, com horários rígidos para medicação, refeições e terapias em grupo. O tempo livre era mínimo, e a privacidade, quase inexistente. Júlia dividiria o quarto com mais três pacientes, sem trancas nas portas e com enfermeiras sempre circulando.

— E os banhos? — perguntei, enfatizando o desconforto da situação.

— Sempre monitorados, para evitar qualquer risco — respondeu a psiquiatra.

— Deve ser igual ao filme *Garota, Interrompida* — disse Júlia, empolgada.

— Você não devia nem ter visto esse filme, Júlia — reclamei.

Eu conhecia bem o enredo de *Garota, Interrompida*, filme baseado no livro autobiográfico de Susanna Kaysen, que relatava sua internação em uma clínica psiquiátrica nos anos 60. Mostrava a rotina das pacientes, as regras rígidas e as amizades que se formavam naquele ambiente fechado. Veio, então, à mente uma cena específica: Angelina Jolie interpretava Lisa, a paciente mais rebelde da instituição. Em uma das sequências mais perturbadoras, ela visitava uma ex-colega que havia recebido alta. A garota parecia bem, morando na casa do pai. Então, Lisa descobre os braços dela — mutilados, cobertos de cortes antigos e recentes. A cena me incomodou na época, mas agora... Agora era impossível não pensar nos braços de Júlia.

— Vamos deixar Hollywood de lado — disse a médica. — Também li o livro e vi o filme. Vou lhe fazer uma pergunta, Júlia, e quero que você pense bem antes de responder. Você quer mesmo ser internada?

— Quero — respondeu, convicta.

Senti meu corpo enrijecer. Doutora Ana Luísa pegou um papel, anotou um número e me estendeu:

— Essa é a clínica com a qual trabalhamos. Você precisa ligar, agendar uma avaliação e verificar a disponibilidade da vaga. O processo pode levar alguns dias.

Atordoado, pedi um minuto a sós com a médica. Júlia saiu da sala sem contestar e, assim que a porta se fechou, eu desabei. O choro veio forte, engasgado, sem que eu conseguisse conter.

— Doutora, isso é uma loucura — balbuciei, tentando recuperar o fôlego. — Você mesma disse que ela não precisa ser internada. Então, por que deixar que isso aconteça?

A psiquiatra manteve a calma. Esperou que eu me recompusesse minimamente antes de responder. Balançou a cabeça em concordância comigo e disse saber que Júlia não precisava de uma internação. Entretanto, via um padrão perigoso naquilo tudo e não queria arriscar.

— Ela quer provar que tem um problema grave. Quer que os outros reconheçam isso e parece não medir as consequências para atingir esse objetivo.

Passei as mãos pelo rosto, tentando absorver aquelas palavras.

— Mas, se sabemos disso, não deveríamos impedir?

— Infelizmente, não. Meu receio é que, se não a internarmos, ela tente algo ainda mais grave para nos provar que está doente — alguma coisa extrema — e acabe se machucando de verdade ou algo pior — explicou.

Me senti perdido, sem saber o que dizer. O silêncio agora não estava apenas pesado: era aterrorizante.

Júlia foi internada na clínica Recanto da Paz. O nome me incomodava — soava mais como cemitério do que hospital. Dona Tereza ficou desfigurada de tristeza. Disse que não tinha forças para acompanhar sua menina. Ficou no carro, enquanto eu e Júlia atravessávamos o pequeno pátio do estacionamento. O lugar era uma espécie de sítio, na Zona Oeste do Rio. Árvores altas cercavam a propriedade, abafando o som da estrada. Achei tudo deprimente. O muro branco com a tinta descascando, um lago artificial com água escura, palalepípedos desalinhados na beira e um portão enferrujado com lanças pontudas.

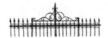

Nós nos identificamos na recepção e fomos encaminhados para triagem com uma assistente social. Nessa primeira entrevista, falamos sobre histórico médico, episódios recentes e rotina de medicações. Eu ainda tinha esperança de que ela se recusasse no último minuto. "Vai desistir, tenho certeza", pensei. Júlia, no entanto, respondeu tudo com serenidade, como se estivesse preenchendo uma ficha de academia.

Na sequência, foi encaminhada para o banheiro, onde trocaria de roupa e vestiria o pijama padrão da clínica: calça folgada, blusa larga e a estampa no peito — uma pomba segurando uma folha no bico. A pomba me lembrava a arca de Noé, mas não conseguia enxergar sua conexão com um hospital psiquiátrico.

A assistente social pediu para eu sair por um minutinho do consultório para que Júlia fizesse a revista íntima. Pela primeira vez, notei um constrangimento no rosto dela.

— Isso é mesmo necessário? — perguntei.

— Sim, é nosso procedimento padrão para segurança dos próprios pacientes — explicou.

Júlia teve que me entregar tudo antes de entrar em definitivo. Nenhuma roupa, nenhum objeto pessoal. Eu poderia visitá-la aos sábados e telefonar todas as quartas-feiras a partir das 18 horas. As ligações tinham *timer* e duravam apenas cinco minutos.

— É um número para todos os pacientes. Caso esteja ocupado, o senhor pode continuar tentando. Até as 20 horas, os telefonemas são autorizados; depois, a gente encerra pontualmente — orientou.

Informou-me ainda que a primeira visita só aconteceria depois de 15 dias, no segundo fim de semana. Tentei disfarçar as lágrimas ao me despedir de Júlia. Abracei-a com força e perguntei, quase num apelo, se tinha certeza de que queria ficar.

— Sim — respondeu, seca.

14.

A QUEDA

Júlia estava internada havia dois dias quando liguei para a clínica, na quarta-feira, pontualmente às 18 horas. O telefone deu ocupado diversas vezes. Programei o celular para rediscagem automática e, 15 minutos depois, enfim, começou a chamar. Uma enfermeira respondeu e pediu que eu aguardasse, pois iria buscá-la. Quando Júlia atendeu, tínhamos gastado o primeiro dos cinco minutos permitidos. Ela já falou ao telefone aos prantos.

— Pai... pelo amor de Deus, me tira daqui.

Eu estava mais nervoso do que ela, mas fazia um enorme esforço para passar alguma calma. Doutora Ana Luísa já havia me prevenido e dito sobre a probabilidade de algo assim acontecer — e que não ia demorar. Previu que, quando encarasse a realidade, Júlia pediria para sair. Orientou-me a, por mais difícil que fosse, ser firme. Não podia dar a ela o controle de entrar e sair da clínica quando quisesse. Porém, saber disso não tornava nada mais fácil.

— Filha... calma. Vamos conversar. Como foi o seu dia?

— Foi horrível! Eu não aguento mais! Você não faz ideia de como é aqui! Eu imploro, me tira daqui, pai. Por favor!

Ainda bem que a ligação ia durar só cinco minutos. Tenho a certeza de que, com um pouco mais de tempo, eu cederia.

— Não depende de mim, filha. Você sabe que, se dependesse, você não tinha ido para esse lugar. Mas amanhã cedo vou procurar o psiquiatra da clínica para conversar. Vou ligar também para a doutora Ana Luísa. A gente vai ver isso com calma, tá bem?

— Não, pai! Eu quero sair agora. Vem me buscar agora.

Dona Tereza, ao meu lado, entendeu o que estava acontecendo e ficou desesperada. Segurou-me pelo braço e apelou:

— Pelo amor de Deus, seu Deco, tira a minha menina daquele lugar horrível.

No meio daquela agonia toda, o tempo se esgotou e a linha caiu. Ficou só o pi-pi-pi de chamada interrompida. Dona Tereza começou a resmungar e a me lançar apelos. Aquilo se arrastou por mais de uma hora.

— Seu Deco, isso tá errado... Minha menina não pode ficar lá no meio de tanta gente doida!

Expliquei tudo o que a psiquiatra havia dito, com calma. Júlia precisava daquele tempo, não podíamos tirá-la agora. Nada parecia convencê-la.

— O que ela precisa é de Deus! O lugar dela é na igreja, não trancada feito um bicho! O senhor vai ver... Quando ela voltar, eu mesma levo. Com fé em Deus, ela vai melhorar!

Suspirei, exausto com aquela conversa.

— Eu juro que entendo a senhora, Dona Tereza, mas...

Ela me interrompia, sem deixar que completasse as frases.

— Vou rezar a noite toda, Seu Deco. Vou pedir pra Deus amolecer esse coração duro de pai e te fazer mudar de ideia. Porque isso não tá certo. Não tá certo...

◆

Só voltei a falar com Júlia na quarta-feira seguinte. Dessa vez, sem Dona Tereza do lado. Senti minha filha meio ausente, talvez por causa dos remédios. Naquela noite, se ela pedisse para sair, já tinha me prometido que cederia. No entanto, Júlia não voltou a falar no assunto e permanecia apática. Eu fazia planos para a primeira visita, que aconteceria no sábado seguinte, mas ela continuava lacônica. Antes mesmo de completar os cinco minutos, disse que ia desligar, porque estava com muito sono.

No sábado, constatei que estava certo: Júlia devia estar tomando uma dose excessiva de calmantes, e isso a deixava completamente aérea. Suas frases eram completadas com muito esforço e lentidão; esforçava-se para relatar o que tinha se passado nos primeiros 15 dias, sem um resultado convincente.

Na clínica, os dias eram preenchidos por tarefas predeterminadas: engolir comprimidos, responder a perguntas que soavam vazias e se sentar entre desconhecidos em um círculo, fingindo que palavras pudessem consertar algo. Contou-me que, no começo, tentou se rebelar e, de cara, percebeu que ali qualquer insubordinação seria tratada como um sintoma.

O arrependimento da minha filha veio rápido. Tenho certeza de que a ideia de simular o suicídio para chamar atenção agora lhe parecia tão absurda quanto infantil. Cada dia na clínica fazia com que ela se sentisse menor, sem o controle da própria vida. Se não reclamava nem chorava pedindo para sair, isso se devia à medicação, que lhe tirava a força de reação.

◈

Não consegui esperar o começo da semana. No próprio sábado, liguei para a doutora Ana Luísa e relatei o quadro que encontrei na clínica: minha filha totalmente dopada. Não via como aquilo podia ajudá-la. Hora de tirar Júlia dali. O castigo já se estendia por tempo demais.

— Isso não é um castigo — retrucou a médica. — Eu entendo sua preocupação, mas esse estado de sonolência é um efeito esperado do ajuste medicamentoso.

Fiquei em silêncio, tentando conter a irritação. Ela prosseguiu:

— O que você viu hoje é o resultado provável do acréscimo de um estabilizador de humor ou de um antipsicótico. Quando fazemos mudanças na medicação, seja aumentando ou reduzindo doses, o corpo precisa de um tempo para se adaptar. Algumas substâncias podem causar sedação temporária, em especial nos primeiros dias.

Revoltado, desliguei o telefone e, na segunda, liguei para a clínica na tentativa de agendar uma reunião com o psiquiatra o mais breve possível. Ficaram de me ligar em uma data. Avisaram que não seria nos dois próximos dias, pois a agenda estava cheia.

— Quero que seja antes de quarta, pois já telefono para Júlia com a novidade — falei para a atendente.

Esperei o telefonema da clínica em vão. Na terça, por volta das nove da noite, meu celular tocou com o número de lá. "Será que vão marcar agora a reunião com o psiquiatra?", pensei. Atendi, curioso. A plantonista da noite me contou que Júlia havia caído e batera a cabeça.

— Ela está bem. Sangrou um pouquinho, mas estancou. Como foi na cabeça, a gente fica com medo de botá-la para dormir de novo — contou, tentando me acalmar.

A clínica não possuía ambulância, nem ninguém para levar Júlia ao pronto-socorro mais próximo. Peguei a primeira roupa que encontrei e fui buscá-la.

A caminho do hospital, passei a mão em sua nuca e percebi que o cabelo estava todo embolado de sangue coagulado. Diferentemente do que tinham me falado, havia muito sangue. Só não consegui identificar de onde saía. Não encontrei nenhum corte na cabeça.

Júlia permaneceu calada, sem reclamar de dor, meio atordoada, até chegarmos à emergência. Eu estava muito tranquilo até o momento em que passou pela triagem. Então, percebi uma inquietação nas pessoas da equipe que a atendeu e fiquei ressabiado. Ela foi colocada numa maca e levada de imediato para a UTI neurológica.

Aquele sangue todo vinha de seu ouvido esquerdo. A suspeita era de uma hemorragia intracraniana. O médico explicou que, embora não houvesse cortes visíveis, o trauma causado pela queda poderia ter rompido vasos sanguíneos dentro do crânio, resultando em um sangramento capaz de pressionar o cérebro e causar sérias complicações. Era preciso agir rápido para evitar o aumento da pressão intracraniana, o que comprometeria as funções vitais e causaria danos irreversíveis ao cérebro.

A equipe do hospital agiu rápido. Fizeram uma tomografia computadorizada da cabeça para verificar a presença de hemorragias internas, fraturas ósseas e quaisquer sinais de edema cerebral. Enquanto esperávamos os primeiros resultados, fizeram também uma radiografia da base do crânio e, em seguida, uma ressonância magnética para avaliar possíveis lesões em nervos e tecidos moles.

Foram quase duas horas entre os exames e a definição do diagnóstico. O sangue, que, de início, sugeria algo muito mais grave, vinha de uma fratura no osso mastoide, aquele calombo que temos atrás da orelha, que faz parte do crânio e tem uma conexão direta com o ouvido médio. Além disso, Júlia tinha rompido o tímpano. Não havia risco de morte nem de danos cerebrais permanentes, mas ela precisava permanecer no hospital para monitoramento e controle da dor.

O que ninguém percebeu de imediato foi que o lado esquerdo do seu rosto estava paralisado. Como o nervo facial passa muito perto do mastoide, o trauma poderia ter causado um dano temporário ou, no pior cenário, permanente. Eu só fui notar a paralisia no dia seguinte, quando ela foi tomar água de coco e o líquido começou a escorrer pelo canto da boca.

15.

OS CULPADOS

Júlia ficou quatro dias no hospital, sendo os dois primeiros na UTI neurológica. Foi recobrando a consciência devagar e entendendo o que acontecia ao seu redor. Lembrava muito pouco do dia do acidente, apenas que levantou da cama para ir ao banheiro e caiu. Não sabe se escorregou no tapete ou se apenas tropeçou nas próprias pernas por causa do efeito dos remédios. As colegas de quarto dormiam; é possível que, dopadas, não tenham percebido nada.

— Praticamente me arrastei até a privada até conseguir me levantar — relembrou.

A assistente social do Recanto da Paz apareceu no hospital na manhã seguinte à internação. Chegou com um semblante compungido, tentando demonstrar preocupação; só que eu não estava interessado naquilo. Quis me fazer perguntas sobre os procedimentos médicos, mas eu a cortei e disse que pegasse todas as informações com a chefe da enfermaria. Tentando disfarçar o constrangimento, perguntou se podia entrar no quarto para ver minha filha. Respondi seco que não.

— Júlia não volta mais para o Recanto da Paz. Agradeço, mas não acho produtiva a sua presença aqui — falei sem esconder a irritação. E completei:

— Vocês deveriam agradecer por eu não processar essa clínica.

Eu até tinha vontade de abrir um processo, mas não queria desperdiçar energia com isso. Minha prioridade absoluta: a recuperação da minha filha. Ela teria chegado ao fundo do poço? Talvez. Porém, uma coisa era certa: nunca mais voltaríamos para aquele lugar.

Júlia teve alta numa sexta-feira. Em casa, recusava-se a se olhar no espelho. A paralisia no rosto a incomodava mais do que qualquer dor física. O lado esquerdo da boca estava torto e um dos olhos parecia um pouco caído. No começo, tentou disfarçar, evitando falar ou sorrir. Quando precisávamos sair, escolhia óculos escuros grandes para cobrir parte do rosto. Porém, isso quase não acontecia, porque ela queria ficar só em casa. Já era difícil tirá-la do quarto. Procurei o melhor otorrino do Rio para um diagnóstico mais especializado. Ele foi direto:

— O nervo facial foi comprimido, provavelmente no momento da queda. Isso causou a paralisia temporária.

— Sendo temporária, vai voltar ao normal, certo, doutor? — perguntei, tenso.

— Sim, mas pode levar meses. O nervo facial tem um caminho longo e sinuoso dentro do crânio. Qualquer trauma pode afetar sua função de forma transitória.

Nesses casos, ainda bem, a regeneração é possível. O outro ponto que me preocupava era o ouvido. Júlia reclamava que sentia um zumbido constante e uma leve tontura ao se levantar. O médico confirmou que o tímpano havia sofrido uma ruptura.

— Isso também se regenera? — perguntei.

— Sim, a membrana timpânica tem uma capacidade impressionante de cicatrização. Em algumas semanas ela deve estar recuperada por completo.

Saímos do consultório com duas novas certezas: a recuperação seria lenta, mas havia esperança.

A paralisia exigia fisioterapia, então contratei uma fisioterapeuta especializada, que passou a ir em casa três vezes por semana. Júlia ficava irritada com as sessões, achava tudo inútil. Aos poucos, foi aceitando. Os exercícios envolviam pequenos movimentos repetitivos. Primeiro, precisava tentar levantar a sobrancelha do lado afetado, mesmo que não conseguisse. Depois, vinha o esforço para fechar o olho inteiramente, já que ele não piscava direito. Outro exercício: assoprar um canudo dentro de um copo com água para fortalecer os músculos da boca.

Com o tempo, pequenas vitórias foram surgindo. Um dia, conseguiu fechar o olho direito sem esforço; no outro, o canto da boca já subia mais. O processo era lento, mas cada avanço trazia um pouco mais de esperança. Depois de 15 dias, houve grande evolução e consegui convencer Júlia a sair de casa. Marcamos uma consulta com a doutora Ana Luísa, a primeira desde a internação e o acidente. A conversa foi bastante tensa.

— Vocês não tinham o direito de me internar! — gritou Júlia, com voz embargada. — Eu não ia me matar!

Fiquei o tempo todo de cabeça baixa, sentindo uma enorme culpa. A doutora Ana Luísa, no entanto, manteve a calma.

— Júlia, você nos ameaçou e garantiu que se mataria... Praticamente nos obrigou a essa internação.

Minha filha apertou os lábios e desviou o olhar, numa demonstração evidente de seu rancor. Ela não me perdoava por ter permitido que aquilo acontecesse.

— Você devia ter feito alguma coisa antes! — continuou, me encarando.

A mágoa e a cólera de Júlia eram direcionadas a mim — e só a mim. Ela não me perdoava por eu tê-la mantido na clínica quando, já no terceiro dia, pediu para ir embora.

— Eu te implorei para me tirar de lá. Eu chorei, pedi, supliquei! E você não fez nada! Nunca vou te perdoar por isso!

A doutora Ana Luísa tentou intervir:

— Júlia, você ameaçou se matar se a gente não te internasse. Não tivemos, ou melhor, eu não tive outra escolha. Foi uma decisão minha e não do seu pai.

Ela cruzou os braços e virou o rosto. Eu sabia que aquilo ia levar tempo. Por outro lado, naquela sala, senti que, enfim, estávamos encarando o problema.

❖

Júlia ficou duas semanas sem me dirigir uma palavra. Não abria a boca, nem mesmo para pedir o telefone ou o computador. Só interagia com Dona Tereza, que sempre me trazia notícias otimistas. Segundo ela, Júlia já não mencionava mais se cortar, "nem fazer outras bobagens". Como não queria voltar à escola, tive que contratar uma professora particular. Felizmente, a direção do colégio abriu esse precedente e permitiu que ela fizesse as atividades em casa.

❖

Aos poucos, no entanto, o silêncio foi dando lugar a algo diferente. Primeiro, a fisioterapeuta comentou, surpresa, que Júlia estava mais falante nas sessões, contando pequenas coisas do cotidiano. Depois, quando minha irmã veio visitá-la, confirmou a mudança: "Ela está toda tagarela", disse, quase rindo. "Nunca a vi assim antes." A mudança coincidia com o fato de tê-la tirado totalmente da internet, deixando-a sem celular e sem computador.

Um dia, do nada, Júlia pediu para Dona Tereza ensiná-la a cozinhar. As duas passavam horas na cozinha, testando receitas de bolos, pães, massas que Dona Tereza encontrava... no YouTube. Assim, desde que voltara para casa, não mencionou ou reivindicou uma só vez o telefone ou o computador. Quando foi internada, guardei os dois aparelhos em uma gaveta trancada, sem saber quando ou se os devolveria. Não houve pedidos nem insinuações, nada. Como se aquela parte de sua vida tivesse ficado para trás.

À medida que os movimentos do lado esquerdo do rosto iam voltando ao normal, Júlia começou a se olhar mais no espelho. Primeiro, de forma discreta, como se quisesse confirmar se a recuperação era real. Depois, com mais frequência, arrumando o cabelo e experimentando roupas diferentes. Um dia, apareceu maquiada. Nada muito elaborado: um pouco de base e rímel, o suficiente para sinalizar alguma mudança.

Dona Tereza me contou que Júlia andava pegando seu celular emprestado para assistir a tutoriais de maquiagem. Aquilo me deixou em alerta. Não sabia se era só um novo interesse ou um primeiro passo para uma recaída. Sugeri que usasse o YouTube na TV da sala, na qual havia instalado um controle parental. Mesmo sem falar comigo, ela acatou o meu pedido e, a partir daquele dia, passou a usar a televisão.

Júlia sempre se achou magra demais. Com a internação, ganhou sete quilos e passou a se perceber como uma menina bem bonita. Após sair da clínica, ficou com receio de emagrecer e perder os quilos conquistados — ou pior, engordar demais. Como não falava comigo, pediu para Dona Tereza me dizer que gostaria de ir a uma nutricionista. O pedido foi a deixa que encontrei para voltar a falar com ela. Fui até seu quarto e disse que procuraria uma boa "nutri" para orientá-la.

— Gostei de saber que você está preocupada com a sua saúde.

Júlia apenas acenou positivamente com a cabeça. Acrescentei que o melhor mesmo seria ela malhar e que eu poderia contratar uma *personal trainer*. Pela primeira vez em muito tempo, vi seu rosto se iluminar. Dias mais tarde, começou a frequentar a academia do prédio. No início, com certo receio, mas logo pegou gosto. Depois de tantos meses de sofrimento, estávamos felizes com os pequenos avanços.

16.

O BLOG

No período em que ficou em casa, Júlia malhava todos os dias com a *personal*. O corpo reagiu e ela ficou atlética. Perto de completar 15 anos, minha filha era uma adolescente muito bonita. Nossas vidas pareciam, enfim, encontrar um caminho para a felicidade.

Pensei em perguntar para Júlia como ela estava se sentindo. Porém, eu tinha medo; medo de ouvir a resposta errada. Da última vez que fiz a mesma pergunta, apostando que as coisas estavam melhores, Júlia disse que queria — e iria se matar — e exigiu ser internada. E se agora eu estivesse me iludindo de novo? Apesar do receio, tomei coragem e indaguei diretamente:

— Filha, tô achando você bem. Muito bem mesmo. Na próxima consulta com Ana Luísa, acho que ela vai acabar tirando todos esses remédios, né?

Júlia olhou para mim com seriedade. Pensou um pouco antes de responder. Não queria me decepcionar nem mentir.

— Não, pai. Ainda não.

Fiquei em silêncio, esperando que explicasse melhor. E explicou:

— Outro dia, quando a gente brigou, eu tive muita vontade de me cortar. Respirei fundo e consegui me acalmar. Só que a vontade veio e eu tive medo. Ainda tenho.

Eu a abracei, preocupado. Era a primeira vez que nos abraçávamos desde a ida para o Recanto da Paz. Ao notar a minha preocupação, Júlia tentou me acalmar.

— Mas não fica preocupado, não. Eu tô muito melhor.

Apesar desse pequeno percalço, no geral, percebia-se uma grande evolução em seu quadro. Júlia, inclusive, até pediu para voltar a frequentar a escola. Estava se sentindo segura para isso e já não aguentava mais a rotina das aulas particulares; queria ver gente, sair de casa. Pela primeira vez em muito tempo, havia um plano, uma vontade concreta de retomar a vida lá fora. E isso, de certa forma, era um alívio.

◈

O retorno de Júlia às aulas foi um acontecimento. Não sei se os colegas sabiam de tudo, mas a acolheram muito bem. Júlia tornou-se uma menina popular. Onde antes existia isolamento, agora havia grupos que a rodeavam, pessoas que a chamavam pelo nome, que a incluíam nas conversas sem hesitação. As cicatrizes nos braços estavam ali, visíveis para quem quisesse ver, mas ninguém perguntava — e ela tampouco se preocupava em esconder. No fim, aquilo ficou para trás, sem precisar de palavras.

A mudança não se expressava só na forma como os outros a tratavam. Júlia estava, de fato, diferente: expansiva, falante e participativa nas aulas. Fazia as tarefas sem que eu precisasse cobrar, e suas notas melhoravam. Já não me dava tanto trabalho. A cada reunião de pais, os professores destacavam como ela parecia outra aluna: "interessada" e "engajada", diziam, como se tivesse despertado de um longo torpor.

Eu observava aquilo tudo com um misto de alívio e estranheza. Depois de tanto tempo preocupado, tentando entender o que se passava em sua cabeça, pegava-me perguntando se essa nova Júlia era real, se aquela energia vinha de dentro ou resultava de um esforço — uma forma de se agarrar a algo que, no fundo, ainda não estava tão sólido assim. No dia a dia, tudo indicava que ela estava bem. Pela primeira vez em anos, eu conseguia respirar um pouco mais aliviado.

Certa tarde, um mês antes de ela me pedir para voltar às aulas, encontrei um caderno largado sobre a mesa da sala, com capa discreta, sem desenhos ou adesivos.

Ao folheá-lo, deparei-me com páginas repletas de textos curtos, escritos na caligrafia trêmula e desalinhada que ela, por certo, herdou do pai. Talvez o costume de digitar em telas tivesse agravado a falta de prática da escrita no papel. De qualquer forma, ali estava algo surpreendente: um registro de reflexões sobre o mundo digital.

Pedi para ler. Ela apenas acenou com a cabeça. Eram textos fortes, porém divertidos, bem no estilo de um *blog*; ao mesmo tempo, tensos e diretos. Tinha muita verdade naquelas páginas.

Ela falava sobre a exposição excessiva, os perigos invisíveis das redes sociais, a armadilha das interações superficiais e a falsa sensação de pertencimento, que tantas vezes mascarava a solidão. Havia uma maturidade inesperada, uma percepção que, talvez, eu mesmo não conseguisse articular tão bem.

Dezenas de textos, cada um carregava um pedaço de sua experiência; pequenas crônicas de quem conhecia os atrativos e os abismos da internet. Emocionado, fechei o caderno e olhei para ela.

— Isso aqui daria um ótimo *blog*. Você já pensou em publicar? Ia ajudar muita gente.

Júlia fez uma careta antes de me responder:

— Não quero voltar para aquele mundo. Prefiro escrever aqui, no papel.

Depois de tanto tempo imersa no digital, ela agora escolhia o caminho inverso, um refúgio analógico em meio ao caos virtual. Respeitei sua escolha. Apenas sorri e devolvi o caderno. Não era para os outros, mas para ela. E talvez esse fato fosse determinante para tornar aquelas palavras tão verdadeiras.

Desde que saíra da clínica, onde ficara internada por quase três semanas, Júlia tomara aversão pelo mundo digital. Já frequentando a escola, pediu-me que a levasse ao *shopping*, onde passaria o dia com uma turma de novas colegas. Dei a ela um celular antigo, apenas para que me ligasse quando quisesse que eu fosse buscá-la. O aparelho estava guardado havia meses em uma gaveta no meu quarto. Apaguei todos os aplicativos, deixando apenas o telefone, com bloqueios para que nada mais pudesse ser instalado. Ela segurou o aparelho nas mãos, mexendo nele sem muito propósito. Quando paramos, desceu do carro e me devolveu o telefone:

— Não me sinto bem levando, meu pai. Quando acabar, eu pego o de uma das meninas, emprestado, e te ligo.

Júlia continuava escrevendo os textos no caderno. Eu pedi à professora de português que tentasse convencê-la a publicá-los sob o argumento de que ajudaria outras meninas como ela. Foi assim que nasceu... o blog jujugurupastan. Tive que pesquisar para entender o título, pois ela riu quando perguntei e não me explicou nada. Pelo que entendi, *Oastan* são mascotes criados por fãs para representar programas e sistemas operacionais (não entendi bem essa parte, rsrsrs), como se fossem personagens de desenho animado. O mais importante é que o *blog* agora existia e estreou com o seguinte texto:

November 13, 2024
oioi Júlialovers!! 4ngel aqq, ou JuJu, como preferiremKSKKDJS Vim falar das panelinhas do discord e como agir se entrar em uma, pois fui vítima de uma e sei que muitas pessoas podem querer entrar, seja por curiosidade, validação, ou até querer se sentir pior, eu sei como é KKK. Bom! Não entrem de jeito nenhum em uma panelinha, e se entrar NÃO converse, sim, eu sei que parece baboseira e que você esteja lendo isso tarde demais, ou nem esteja lendo, sla. Mas se você falar, só aja naturalmente, não se desespere, vai dar tudo certo, no meu caso não deu tudo certo não, por isso estou aquiKKKKKKKKKKKK evite entrar em links, calls e pastas, principalmente se tiver cp escrito nelas, ou 'gorequot', fique bemmmmmm longe viusssss?

Não aceite fazer nada, principalmente em call, eles podem pedir para você se automutilar e cravar coisas como o símbolo nz na sua pele... bizarro, né?KKKKKK vocês podem se perguntar (ou não) "Ju veyr, como você se meteu nessa desgraça veyr???"; vivencias neeeeeeeeBeijocas Júlialovers, se quiserem mais informações sobre panelas pesquisem no youtube, já tô perdendo a sanidade dnvKDJESDHEJSD.

O sucesso foi instantâneo e ultrapassou as fronteiras da escola, tornando minha filha de "a estranha" a uma garota superpopular. Como não queria usar o antigo computador, ela pegava o meu para fazer as postagens. Na verdade, me entregava a folha manuscrita e eu digitalizava. O fato de ser um *blog* escrito à mão dava ainda mais engajamento e muitos *views*. Júlia, no entanto, exigiu que eu desabilitasse os comentários. Queria ajudar os outros com seus textos, mas a ideia de existirem mensagens comentando o que escrevia carregava muitas memórias ruins.

17.

BANHO DE MAR

Apesar dos avanços, a doutora Ana Luísa foi cautelosa: tudo ainda era muito recente. Manteve todos os remédios, com uma única mudança: trocou o Aristab por outro moderador de humor mais moderno, chamado Rexulti (brexpiprazol). Segundo ela, uma medicação mais atual, com menos efeitos adversos, sobretudo relacionados ao ganho de peso. Júlia ficou feliz em saber disso. A preocupação com o corpo parecia, agora, uma questão sensível. A possibilidade de um medicamento que não interferisse nisso foi recebida com alívio.

— Vou manter por enquanto a sertralina. Porque, além de todos os benefícios, ainda ajuda a não engordar — explicou.

A sertralina, um antidepressivo, era parte fundamental do tratamento. Além de melhorar o humor e reduzir a ansiedade, tinha um efeito neutro — ou até positivo — sobre o peso. A abordagem cuidadosa da doutora Ana Luísa reforçava o que eu já sabia: estávamos lidando com uma recuperação frágil. Pelo menos por enquanto, as coisas pareciam estar no caminho certo.

Nem tudo era perfeito. Apesar de todos os avanços, Júlia desenvolveu uma nova fobia: mania de limpeza. Isso não existia antes e só veio a aparecer depois da internação. Começou com uma obsessão por limpar as mãos; lavava tantas vezes, muitas delas com álcool, que acabou ferindo a pele. Elas ficavam avermelhadas, ressecadas e com pequenos cortes, que, por ironia, faziam com que ela quisesse higienizá-las ainda mais. Não bastava só lavar; precisava sentir que estavam livres por completo de qualquer resquício de sujeira.

Pensei que fosse algo passageiro, uma fase. Porém, logo percebi que a mania estava se espalhando para outras áreas. Da obsessão pelas mãos limpas, Júlia começou também a desenvolver uma mania de lavar o rosto várias vezes ao dia, usando sabonetes e produtos antissépticos que, embora fossem eficazes para eliminar impurezas, acabavam irritando a pele. De tanto repetir o processo, seus lábios começaram a ficar feridos. A limpeza excessiva removia a barreira natural de umidade e proteção da pele; a fricção causava irritação e mantinha os lábios ressecados, chegando a sangrar. Júlia parecia não perceber a dor, tão absorvida estava pela necessidade de se sentir limpa.

Ela voltou a ter duas sessões semanais com a sua nova psicóloga, Renata. De 15 em 15 dias, eu tinha uma sessão individual com ela para discutirmos os avanços no tratamento. Num desses encontros, explicou-me que essa nova fobia poderia estar relacionada a uma tentativa de lidar com a ansiedade e a insegurança que surgiram após a internação. A compulsão pela limpeza era uma maneira de Júlia buscar controle em um mundo que parecia caótico e imprevisível.

— É uma espécie de ritual, em que a limpeza se torna uma resposta emocional aos sentimentos de desamparo. O que antes parecia um comportamento saudável e necessário, tornou-se fonte de dor e sofrimento, refletindo uma luta interior mais profunda, que exige atenção e compreensão — teorizou Renata.

A explicação da terapeuta só me deixou mais confuso. Não conseguia entender o que faltava à minha filha. Ela não entrava mais na internet, não queria saber de jogar, parecia não sentir necessidade de nada daquilo que a machucara tanto. Sua vida era cada vez mais presencial e menos *on-line*; ela nem sequer passava muito tempo no quarto. Assim, eu não conseguia compreender o porquê daquela ansiedade. Felizmente, essa fobia não estragou os novos bons momentos.

Júlia continuava avançando de forma positiva em todos os sentidos. Não me lembro da última vez em que a vi tão feliz assim. Ela queria aproveitar o verão que chegava, disse que tinha saudades de nossos passeios de barco e gostaria de navegar no fim de semana sem mais ninguém, apenas ela, Dona Tereza e eu.

— Só nós três, papaizinho, não chame mais ninguém — acenei positivamente, emocionado por ter me chamado de "papaizinho", o que não falava desde criancinha.

Dona Tereza nunca desejou passear de barco; nem sequer sabe nadar e sempre recusara nossos convites. Mas, depois de tudo que acontecera, seria difícil negar um pedido de Júlia, que a convenceu com facilidade. Saímos num sábado cedo, só nós três. Dona Tereza vestia um maiô preto, um chapelão e óculos escuros, tudo presente da sua menina.

Seguimos até a Praia Vermelha, na Urca — uma pequena enseada de águas calmas, cercada por montanhas imponentes. Dona Tereza ficou encantada e, apesar do medo, aceitou entrar na água usando um colete salva-vidas. Nadou com a neta do coração, a quem amava tanto e vira nascer.

Eu, da proa do barco, acompanhei tudo, comovido. Lembrei-me de que, havia pouco mais de um ano, num passeio de barco semelhante, descobrira os primeiros cortes na pele da minha filha. Desde então, tanta coisa acontecera... Tanto sofrimento... Apesar de tudo, o importante é que nos mantivemos unidos como a família que somos.

Não era possível saber, com certeza, se os problemas tinham acabado — ou se algum dia desapareceriam por completo. Dentro de mim, eu carregava um sentimento de muita culpa: por ter dado um celular a ela, por não ter monitorado, por não ter imposto limites.

Não era o momento de pensar nisso... Tentei esquecer tudo e apenas apreciar aquele começo de tarde lindo, ao pé do Pão de Açúcar, na Baía de Guanabara. Vi as duas brincando na água; elas se divertiam juntas. Não pensei em mais nada. Apenas sorri... Feliz.

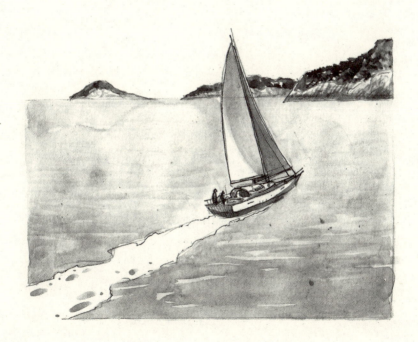

JORNADA HEROICA

DANIEL BECKER

A jornada de Paulo para resgatar sua filha Júlia das profundezas do inferno digital, para onde foi atraída por comunidades tóxicas que promovem a violência e a autodestruição, é a mesma dos heróis que acompanhamos nas histórias mitológicas, nos contos de fada e folclore, nos filmes e livros que marcaram nossas vidas.

Só que Paulo é um herói real. Sua jornada é verdadeira e pode nos ensinar muito. O drama que ele e sua filha viveram está muito mais próximo de nossas famílias do que podemos imaginar.

É uma história do nosso tempo, e que precisa ser lida. Para que nossos filhos e filhas possam viver em paz, com saúde física e mental, aproveitando tudo de maravilhoso que o mundo real pode oferecer, e curtindo o ambiente digital de forma adequada e segura.

---

*Daniel Becker é pediatra, colunista de *O Globo* e ativista pela infância.

OS PERIGOS NO QUARTO

FELIPE NETO

Todos os dias, milhares de jovens atravessam perigos sem sair do quarto. Conectados o tempo todo, estão cada vez mais vulneráveis a armadilhas digitais silenciosas — e muitas vezes invisíveis aos olhos de quem está por perto.

Recebo mensagens quase diariamente de adolescentes pedindo ajuda, como a Júlia. Suas histórias carregam dor, medo e solidão. Neste livro, conhecemos a trajetória de Paulo, pai da Júlia, que decidiu não silenciar diante do que sua filha enfrentava. Ele compartilha suas dúvidas, medos e a difícil tarefa de proteger, compreender e agir.

A internet nos oferece possibilidades incríveis, mas também riscos que não podemos ignorar. Como alguém que acompanhou de perto o nascimento e o crescimento do mundo digital, afirmo com convicção: vivemos uma epidemia de crimes *online*.

A boa notícia é que há caminhos possíveis. Estamos levando educação digital às escolas públicas do Rio por meio do Instituto Felipe Neto, mas isso precisa ir além dos muros escolares. A conscientização começa com informação, com escuta, com empatia. Começa com livros como este.

Este é um chamado à reflexão. Uma conversa necessária sobre proteção, presença e responsabilidade no mundo digital. Porque sim — é possível viver bem *online* e *offline*. Mas isso exige atenção, conhecimento e, acima de tudo, cuidado.

---

*Felipe Neto é comunicador, escritor influenciador digital e diretor do Instituto Felipe Neto.

Impressão e Acabamento | Gráfica Viena
Todo papel desta obra possui certificação FSC® do fabricante.
Produzido conforme melhores práticas de gestão ambiental (ISO 14001)
www.graficaviena.com.br